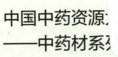

国家出版基金项目
NATIONAL PUBLICATION FOUNDATION

中国中药资源
——中药材系列

中药材生产加工适宜技术丛书

中药材产业扶贫计划

防风生产加工适宜技术

总 主 编　黄璐琦

主　　编　王晓琴　李旻辉

副 主 编　于 娟

中国医药科技出版社

内容提要

《中药材生产加工适宜技术丛书》以全国第四次中药资源普查工作为抓手，系统整理我国中药材栽培加工的传统及特色技术，旨在科学指导、普及中药材种植及产地加工，规范中药材种植产业。本书为防风生产加工适宜技术，包括：概述、防风药用资源、防风栽培技术、防风特色适宜技术、防风药材质量评价、防风现代研究与应用等内容。本书适合中药种植户及中药材生产加工企业参考使用。

图书在版编目（CIP）数据

防风生产加工适宜技术 / 王晓琴，李旻辉主编. —北京：中国医药科技出版社，2017.11

（中国中药资源大典. 中药材系列. 中药材生产加工适宜技术丛书）

ISBN 978-7-5067-9518-0

Ⅰ.①防… Ⅱ.①王…②李… Ⅲ.①防风—中药加工 Ⅳ.① R282.71

中国版本图书馆 CIP 数据核字（2017）第 201350 号

美术编辑 陈君杞
版式设计 锋尚设计

出版 中国医药科技出版社
地址 北京市海淀区文慧园北路甲 22 号
邮编 100082
电话 发行：010-62227427 邮购：010-62236938
网址 www.cmstp.com
规格 710×1000mm ¹/₁₆
印张 8
字数 73 千字
版次 2017 年 11 月第 1 版
印次 2017 年 11 月第 1 次印刷
印刷 北京盛通印刷股份有限公司
经销 全国各地新华书店
书号 ISBN 978-7-5067-9518-0
定价 21.00 元

中药材生产加工适宜技术丛书
—— 编委会 ——

总 主 编 黄璐琦

副 主 编（按姓氏笔画排序）

王晓琴	王惠珍	韦荣昌	韦树根	左应梅	叩根来
白吉庆	吕惠珍	朱田田	乔永刚	刘根喜	闫敬来
江维克	李石清	李青苗	李旻辉	李晓琳	杨 野
杨天梅	杨太新	杨绍兵	杨美权	杨维泽	肖承鸿
吴 萍	张 美	张 强	张水寒	张亚玉	张金渝
张春红	张春椿	陈乃富	陈铁柱	陈清平	陈随清
范世明	范慧艳	周 涛	郑玉光	赵云生	赵军宁
胡 平	胡本详	俞 冰	袁 强	晋 玲	贾守宁
夏燕莉	郭兰萍	郭俊霞	葛淑俊	温春秀	谢晓亮
蔡子平	滕训辉	瞿显友			

编 委（按姓氏笔画排序）

王利丽	付金娥	刘大会	刘灵娣	刘峰华	刘爱朋
许 亮	严 辉	苏秀红	杜 弢	李 锋	李万明
李军茹	李效贤	李隆云	杨 光	杨晶凡	汪 娟
张 娜	张 婷	张小波	张水利	张顺捷	陈清平
林树坤	周先建	赵 峰	胡忠庆	钟 灿	黄雪彦
彭 励	韩邦兴	程 蒙	谢 景	谢小龙	雷振宏

学术秘书 程 蒙

本书编委会

主　　编　王晓琴　李旻辉

副 主 编　于　娟

编写人员　（按姓氏笔画排序）

于　娟（内蒙古医科大学）

王晓琴（内蒙古医科大学）

李文艳（内蒙古日出东方药业有限公司）

郑玉光（河北中医学院）

郭英丽（兴安职业技术学院）

序

我国是最早开始药用植物人工栽培的国家，中药材使用栽培历史悠久。目前，中药材生产技术较为成熟的品种有200余种。我国劳动人民在长期实践中积累了丰富的中药种植管理经验，形成了一系列实用、有特色的栽培加工方法。这些源于民间、简单实用的中药材生产加工适宜技术，被药农广泛接受。这些技术多为实践中的有效经验，经过长期实践，兼具经济性和可操作性，也带有鲜明的地方特色，是中药资源发展的宝贵财富和有力支撑。

基层中药材生产加工适宜技术也存在技术水平、操作规范、生产效果参差不齐问题，研究基础也较薄弱；受限于信息渠道相对闭塞，技术交流和推广不广泛，效率和效益也不很高。这些问题导致许多中药材生产加工技术只在较小范围内使用，不利于价值发挥，也不利于技术提升。因此，中药材生产加工适宜技术的收集、汇总工作显得更加重要，并且需要搭建沟通、传播平台，引入科研力量，结合现代科学技术手段，开展适宜技术研究论证与开发升级，在此基础上进行推广，使其优势技术得到充分的发挥与应用。

《中药材生产加工适宜技术》系列丛书正是在这样的背景下组织编撰的。该书以我院中药资源中心专家为主体，他们以中药资源动态监测信息和技术服务体系的工作为基础，编写整理了百余种常用大宗中药材的生产加工适宜技术。全书从中药材

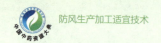

的种植、采收、加工等方面进行介绍，指导中药材生产，旨在促进中药资源的可持续发展，提高中药资源利用效率，保护生物多样性和生态环境，推进生态文明建设。

丛书的出版有利于促进中药种植技术的提升，对改善中药材的生产方式，促进中药资源产业发展，促进中药材规范化种植，提升中药材质量具有指导意义。本书适合中药栽培专业学生及基层药农阅读，也希望编写组广泛听取吸纳药农宝贵经验，不断丰富技术内容。

书将付梓，先睹为悦，谨以上言，以斯充序。

中国中医科学院 院长

中 国 工 程 院 院士　张伯礼

丁酉秋于东直门

总 前 言

中药材是中医药事业传承和发展的物质基础，是关系国计民生的战略性资源。中药材保护和发展得到了党中央、国务院的高度重视，一系列促进中药材发展的法律规划的颁布，如《中华人民共和国中医药法》的颁布，为野生资源保护和中药材规范化种植养殖提供了法律依据；《中医药发展战略规划纲要（2016—2030年）》提出推进"中药材规范化种植养殖"战略布局；《中药材保护和发展规划（2015—2020年）》对我国中药材资源保护和中药材产业发展进行了全面部署。

中药材生产和加工是中药产业发展的"第一关"，对保证中药供给和质量安全起着最为关键的作用。影响中药材质量的问题也最为复杂，存在种源、环境因子、种植技术、加工工艺等多个环节影响，是我国中医药管理的重点和难点。多数中药材规模化种植历史不超过30年，所积累的生产经验和研究资料严重不足。中药材科学种植还需要大量的研究和长期的实践。

中药材质量上存在特殊性，不能单纯考虑产量问题，不能简单复制农业经验。中药材生产必须强调道地药材，需要优良的品种遗传，特定的生态环境条件和适宜的栽培加工技术。为了推动中药材生产现代化，我与我的团队承担了农业部现代农业产业技术体系"中药材产业技术体系"建设任务。结合国家中医

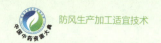

药管理局建立的全国中药资源动态监测体系，致力于收集、整理中药材生产加工适宜技术。这些适宜技术限于信息沟通渠道闭塞，并未能得到很好的推广和应用。

本丛书在第四次全国中药资源普查试点工作的基础下，历时三年，从药用资源分布、栽培技术、特色适宜技术、药材质量、现代应用与研究五个方面系统收集、整理了近百个品种全国范围内二十年来的生产加工适宜技术。这些适宜技术多源于基层，简单实用、被老百姓广泛接受，且经过长期实践、能够充分利用土地或其他资源。一些适宜技术尤其适用于经济欠发达的偏远地区和生态脆弱区的中药材栽培，这些地方农民收入来源较少，适宜技术推广有助于该地区实现精准扶贫。一些适宜技术提供了中药材生产的机械化解决方案，或者解决珍稀濒危资源繁育问题，为中药资源绿色可持续发展提供技术支持。

本套丛书以品种分册，参与编写的作者均为第四次全国中药资源普查中各省中药原料质量监测和技术服务中心的主任或一线专家、具有丰富种植经验的中药农业专家。在编写过程中，专家们查阅大量文献资料结合普查及自身经验，几经会议讨论，数易其稿。书稿完成后，我们又组织药用植物专家、农学家对书中所涉及植物分类检索表、农业病虫害及用药等内容进行审核确定，最终形成《中药材生产加工适宜技术》系列丛书。

在此，感谢各承担单位和审稿专家严谨、认真的工作，使得本套丛书最终付梓。希望本套丛书的出版，能对正在进行中药农业生产的地区及从业人员，有一些切实的参考价值；对规范和建立统一的中药材种植、采收、加工及检验的质量标准有一点实际的推动。

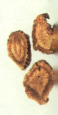

2017年11月24日

3

前 言

我国拥有丰富的中药资源，据不完全统计，全国药材种植面积超过5000万亩，中药材生产基地600多个，常年栽培的药材达200余种。这些丰富的中药资源为我国中药产业的规模化发展提供了基础的资源保障。2016年2月，国务院印发《中医药发展战略规划纲要（2016—2030年）》，明确提出要全面提升中药产业发展水平，加强中药资源保护利用，推进中药材规范化种植养殖。随着人们健康理念的提升，中医药会迎来一个加速发展期。从20世纪80年代开始，我国中药材种植开始向基地培育模式发展，得到了国家政策的大力支持，中药材规范化生产逐渐为社会各界所认同。中药材种植的规范化及基地建设，将进一步推动中药材品质和供应的稳定性，降低行业经营风险。

防风属临床常用中药，《中华人民共和国药典》2015年版（一部）载：防风为伞形科植物防风*Saposhnikovia divaricata*（Turcz.）Schischk.的干燥根，具有祛风解表，胜湿止痛，止痉的功能，用于感冒头痛，风湿痹痛，风疹瘙痒，破伤风。野生防风主产于黑龙江、内蒙古、吉林、辽宁等东北地区，黑龙江省西部草原杜尔泊特县的"小蒿子防风"驰名中外。近年来，由于开荒过度，草原退化，过量采挖，野生防风植物群落逐年减少，资源日趋枯竭。从20世纪90年代起，市场上栽培防风逐渐增多，质量、产量显著提高，已形成规模化、产业化的生产格局。

全书共分6个章节，从植物学形态、生长习性、生长环境、药材使用部位、功效、采收加工、包装储运、质量评价、常规选地播种、繁殖方法、田间管理、病虫害防治、留种技术、产地加工及储藏和运输、药用价值与经济价值等方面详尽地介绍了防风生产加工适宜技术。作者在编写本书过程中，搜集了国内外有关中药材规范化种植研究方面的最新研究成果，同时亦参考和引用了近年发表的大量国内外关于防风化学和药理活性研究的专业文献资料，在此对相关作者及出版单位表示最诚挚的谢意！

本书作为防风绿色种植与加工的专业科学普及丛书，旨在通过对中药材（尤其是道地药材）种植规范及采收加工技术的总结整理，系统编写指导，推动中药材规范化种植，促进中药资源与精准扶贫融合，保护中药资源可持续发展。同时，亦可供有关中药材生产经营、中药资源开发利用的专业技术人员参考。

本书第一章到第三章，第五章、第六章由主编单位内蒙古医科大学王晓琴和于娟完成，第四章由郑玉光（河北中医学院）、李文艳（内蒙古日出东方药业有限公司）和郭英丽（兴安职业技术学院）分工完成。书籍全部内容由主编统一审改、定稿。书籍所涉及的防风种植环节照片均由内蒙古日出东方药业有限公司提供，此外，在书籍编写过程中，得到内蒙古自治区中医药研究所李旻辉、毕雅琼、李彩峰和内蒙古日出东方药业有限公司王丹等同志大力帮助和支持，在此一并致以谢意！

由于编写者水平有限，时间也十分仓促，故缺点和错误在所难免，希望广大读者提出宝贵的意见，以便今后修订。

编者

2017年4月

目 录

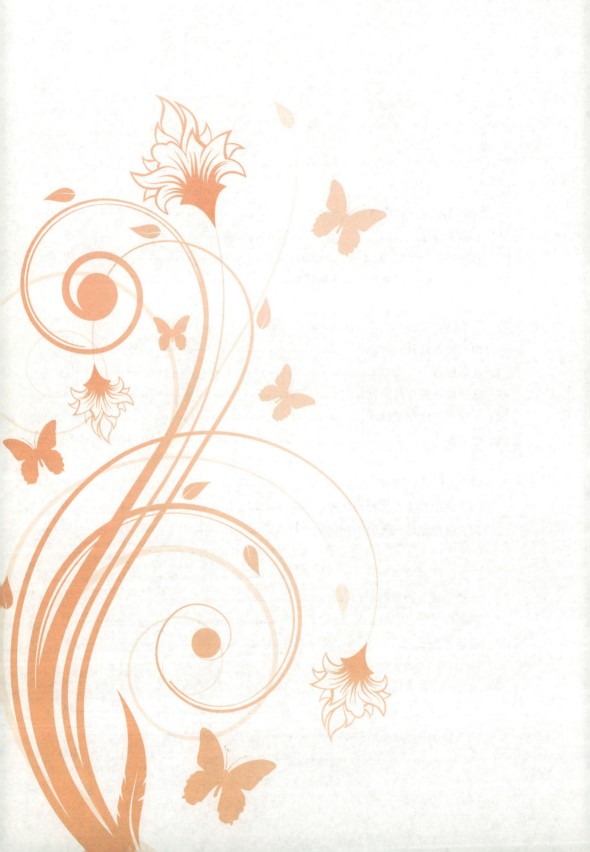

第 1 章

概　述

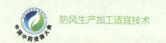

中药防风为伞形科植物防风Saposhnikovia divaricata（Trucz.）Schischk.的未抽花茎植株的干燥根。春、秋二季采挖未抽花茎植株的根，除去须根及泥砂，晒干。防风，始载于《神农本草经》，列为上品，性温，味辛、甘，具有解表祛风，止痉，胜湿的功效，多用于风湿痹痛，头痛感冒，风疹，破伤风。

李时珍解释其名称由来："防者，御也。其功疗风最要，故名。"《图经本草》载有其形态，"根土黄色，与蜀葵根相类，茎叶俱青绿色，茎深而叶淡，似青蒿而短小，初时嫩紫，作菜茹极爽口。五月开细白花，中心攒聚作大房，似莳萝花，实似胡荽而大"，与现今伞形科植物防风一致。

防风化学成分要有色原酮类、香豆素类、挥发油、有机酸、聚炔类、多糖类、甘露醇、蔗糖以及微量元素等，药理实验研究表明，其具有镇痛、镇静、解热、抗过敏、抗炎、抗惊厥、抑菌和增强机体非特异性免疫功能的作用。

野生防风分布于东北、华北及陕西、甘肃、宁夏、山东等地，近年来由于用药需求量增加，过度采挖导致野生资源锐减，加剧了防风资源的破坏。根据调查，目前防风主要在黑龙江西部草原周边地区、内蒙古赤峰地区、河北承德地区均有大面积栽培。防风以种子繁殖，大田方式栽培，一般3～4年收获，栽培防风已成为我国防风药材的主要来源。由于栽培的环境不同，栽培防风与野生防风的性状差别较大。为科学认识和有效控制栽培防风药材的产量和品质，开展防风规范种植防风及适宜性技术研究具有十分重要的理论和实践意义。

第2章

防风药用资源

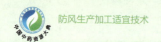
一、形态特质及分类检索

防风 Saposhnikovia divaricata（Trucz.）Schischk.为多年生草本，高30～80cm。根粗壮，细长圆柱形，分歧，淡黄棕色。根头处被有纤维状叶残基及明显的环纹。茎单生，自基部分枝较多，斜上升，与主茎近于等长，有细棱，基生叶丛生，有扁长的叶柄，基部有宽叶鞘。叶片卵形或长圆形，长14～35cm，宽6～8（～18）cm，二回或近于三回羽状分裂，第一回裂片卵形或长圆形，有柄，长5～8cm，第二回裂片下部具短柄，末回裂片狭楔形，长2.5～5cm，宽1～2.5cm。茎生叶与基生叶相似，但较小，顶生叶简化，有宽叶鞘。复伞形花序多数，生于茎和分枝，顶端花序梗长2～5cm；伞辐5～7，长3～5cm，无毛；小伞形花序有花4～10；无总苞片；小总苞片4～6，线形或披针形，先端长，长约3mm，萼齿短三角形；花瓣倒卵形，白色，长约1.5mm，无毛，先端微凹，具内折小舌片。双悬果狭圆形或椭圆形，长4～5mm，宽2～3mm，幼时有疣状突起，成熟时渐平滑；每棱槽内通常有油管1，合生面油管2；胚乳腹面平坦。花期8～9月，果期9～10月[1]。

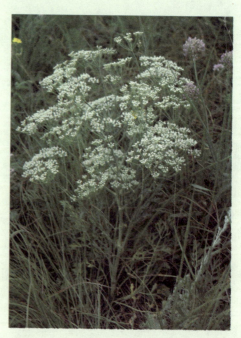

图2-1 防风植物 Saposhnikovia divaricata（Trucz.）Schischk.

分类检索表

1 伞形花序头状，有不显著的伞幅和花柄，或简化为单朵腋生的花，不成伞形花序

·· 刺芹属Eryngium L.

1 伞形花序有明显的伞幅和花柄，开展，不为头状。

　2 单伞形花序。

　　3 叶为肾形或掌状分裂的单叶；果实棱槽中的油管不明显。

　　　4 植株矮小，有匍匐茎，通常节上生根；有或无总苞，但不呈叶形；果实近圆形。

　　　　5 花瓣在花蕾时镊合状排列；果实棱间无或有不明显的小横脉，表面不呈网状

··· 天胡荽属Hydrocotyle L.

　　　　5 花瓣在花蕾时覆瓦状排列；果实棱间有小横脉，表面呈网纹状

·· 积雪草属Centella L.

　　　4 植株较高大，有直立茎；总苞2片，叶形；果实卵状长圆形，侧棱呈翅状

··· 马蹄芹属Dickinsia Franch.

　　3 叶为1~3回羽状分裂或三出分裂的复叶；果实棱槽中油管显著。

　　　6 丛生，多毛；总苞有少数稍连合、全缘或分裂的苞片；花白色或紫色；果实长圆形，棱槽中油管1，胚乳腹面有深槽 ······ 山茉莉芹属Oreomyrrhis Endl.

　　　6 单生，光滑；总苞有多数线形的苞片；花棕红色；果实倒卵形至倒圆或锥形，棱槽中油管3；胚乳腹面不具深槽··

·············· 单秋芹属Haplosphaera Hand.-Mazz.

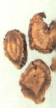

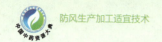
2 复伞形花序。

　　7 子房和果实有刺毛、皮刺、小瘤、乳头状毛或硬毛。

　　8 子房和果实有钩刺或具倒刺的刚毛、皮刺或小瘤。

　　　　9 叶通常掌状分裂，裂片边缘有锯齿或缺刻；花绿色、黄色至紫蓝

　　　　　色，两性或单性，雄花与两性花合生于一杂性的小伞花序上，或雄

　　　　　花成单性的小伞花序；萼齿显著，不脱落……**变豆菜属Sanicula L.**

　　　　9 叶通常为羽状复叶；花白色、粉红色至红色，在同一小伞花序上均为

　　　　　两性花，或仅小伞花序的中心花为雄花，如为杂性，则顶生的伞形

　　　　　花序为雌性或两性，侧生或下部的伞形花序为雄性；萼齿小或明显。

　　　　　10 子房及果实有海绵质的小瘤或褶皱，无刺；花杂性，顶生伞形花

　　　　　　序为两性或雌性，侧生伞形花序为杂性；茎分枝呈双叉式（1种，

　　　　　　产东北，华北各省区）………… **防风属Saposhnikovia Schischk.**

　　　　　10 子房及果实有钩刺；花两性或仅小伞花序的中心花为雄花；茎的

　　　　　　分枝不呈双叉式。

二、生物学特性

　　防风为多年生草本植物，野生防风的种子成熟度不一致，需要一定时间的后熟

期，出苗比较缓慢。在适宜的条件下，经过15天萌发，约30天出土，40天以上长出

第1片真叶。

野生防风根增粗比较缓慢，8～10 年，根直径 0.6～1.2cm，长 50～150cm，可以采挖入药。采挖后残留根仍然可以长出 1～4 株再生苗，俗称"二窝防风"。经过人工栽培的防风第一年只能进行营养生长，植株莲座状，叶丛生，不抽茎开花，田间就可以自然越冬。翌年春季返青，如果防风单株营养状况良好，株间距较大，植株就会抽薹开花和结实。

人工栽培防风生长速度快于野生防风，在长春地区栽培的防风，一年生防风根长最长可达到 120cm。出苗以后，首先以地下伸长为主，9 月以后则以地下增粗为主，用来积累生物量。防风的抗旱性与这种生长规律密切相关。根据栽培防风生长发育规律，及时有效采取措施促进防风地上和地下部协调生长，提高防风产量和品质。

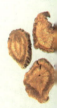

1. 植株的生长发育

植株萌发两片子叶出土，很快就萌发出一片真叶，真叶呈阔卵形或菱形，三出深裂；以后随着时龄增加，叶片增大呈 2～3 回羽状深裂，第 1 年幼苗只形成叶簇，呈莲座叶形态不抽薹开花；第 2 年仅少部分植株开花结实；第 3 年植株普遍开花结果，而且种子萌发能力强。四川根扦插的 1 年生幼苗也只形成叶簇，不抽薹开花；第 2 年返青在立春以后，3 月下旬开始抽薹，5～6 月为花期，9 月种子才完全成熟，无论北方、南方入冬苗枯后，宿根多能自然越冬。

2. 根的生长发育

防风是深根性植物，一年生根长 13～17cm，二年生 50～66cm，四川仪陇种植的

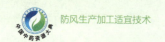

根长达83cm。根具有萌生新芽、产生不定根和系列新个体的能力，可以进行根扦插繁殖，但是主根下部支根多，而且扦插形式不同，根部形态有很大的差异：直立扦插的，主根长，下部有少数支根；斜插的，主根增长不多，下部有多数支根；平插的，主根不能增长，而且上中下的都密生许多支根，呈须根状，植株生长早期，以茎叶生长为主。根部生长缓慢。当植株进入营养生长旺盛期时，根部生长也同时加快，根明显增长，8月以后，根的增长以增粗为主。植株进入花期，根部逐渐木质化，开花后根不仅木质化，而且中间空虚，品质变劣，以致全株枯死。

3. 防风根的发育研究 [2、3]

防风为多年生草本植物，种子萌发后，胚根从果冠一端伸出，由胚根发育成直根系。野外自然条件下，防风在砂质漫岗上，由于含水量低，根系生长主要向深处发展，主根长、侧根较少，黄棕色或灰棕色。

哈尔滨市人工起垄栽培情况下，根系生长较野生快，一般2～3年植株主根长40～70cm，直径约1cm，粗者可达1.5cm，侧根较多，其直径可达0.5cm。根系外皮颜色为棕黄色或黄白，较浅。

栽培防风大部分第三年由营养生长转为生殖生长，开花结实后渐枯萎死亡。各时期分别取材观察，防风主根与侧根内部结构基本相同。

第一年营养生长期：防风由胚根发育成直根系。子叶期，主根的横切面观可见初生结构从外向内由表皮、皮层、维管柱（中柱鞘和维管组织）三个部分组成。初生木质部为二原型，两木质相对，为外始式发育。根中初生油室2～4个，由3～4个分泌细胞组成，不甚明显。根经短暂的初生生长，便开始次生生长。第一片真叶形成时，从主根的横切面上可见木栓层细胞2～3层；初生油室15～18个，韧皮部中由形成层产生的次生油室第一圈6～10个、第二圈开始形成2～4个，韧皮部与木质部比为4.10：1。7月份地上部分长出6片叶子时，根的形态结构在量上有很大发展。木栓层由3～4层细胞组成，中柱鞘约由2～3层细胞组成，有一圈油室分布，其中腔较大的有14～15个，较小的有2～26个。初生韧皮部受挤压而被破坏；次生韧皮部有4～5圈油室，每圈约20个，由5～7个分泌细胞组成，腔为菱形、椭圆形。从根的纵切面上可见油室为长的管状。形成层由2～5层细胞组成。韧皮部与木质部之比为1.59：1。10月末随着气温的逐渐下降，叶渐枯萎，地下根系活动逐渐减弱，慢慢进入休眠状态。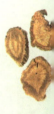

第二年营养生长期：3月末～4月初，地下根系开始萌动，产生大量吸收根。主根木栓层6～7层，外层脱落，形成层细胞核大，核仁明显，髓射线两侧的薄壁细胞萎缩，根中出现裂隙。5月下旬，地上部分叶片完全展开，开始进行光合产物积累，根中裂隙减小。8月份根木栓层由7～8层细胞组成，中柱鞘部分形成的油室40～50个，韧皮部油室7～8圈，每圈70～80个，韧皮部与木质部比为0.92：1。

第三年生殖生长期：栽培防风大部分三年生植株返青后，便由营养生长转入生殖生长。5月中旬抽出明显的地上茎，根部木栓层细胞5～7层。初生油室约20个，腔较大，韧皮部油室6～7圈，每圈40～50个，由7～8个分泌细胞组成，射线弯曲，形成层3～4层较明显，韧皮部与木质部比为0.91：1。6月中旬至7月初现蕾，蕾期根部

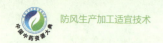

中柱鞘中油室管腔长形，韧皮部与木质部比为0.5∶1。7月初进入花期，木质部中纤维增多，韧皮部与木质部之比为0.34∶1。7月末或8月初进入果期以后，根部第2～3层以外的木栓层脱落，形成层不明显，韧皮部与木质部之比为0.4～0.5∶1。随着地上部分果实逐渐成熟，地下根系活动逐渐减弱，根中产生裂隙增大，侧根先枯萎死亡，主根也渐死亡、腐烂。

野生和栽培防风根系形态上比较，其区别主要表现在颜色上，栽培防风根系颜色较浅，侧根数目较多，这主要与土壤中水分及其他养分含量有关。适当控制栽培时土壤中水分，即可解决侧根多，分布于土壤表层的问题。

野生与栽培防风主根的内部结构大致相同。栽培二年的防风主根中油室数目可达到野生多年生（约7年）防风主根中油室数目。韧皮部/木质部比值高，没有出现木质化严重现象。一年生以上植株，韧皮部/木质部比值高，相对来说，韧皮部大，其含有油室数目也相对多，而油室数目多少，可在一定程度上反映根中有效药用成分的多少。因此，据形态解剖学研究结果，栽培防风在第二年秋季即可适当采收，这样便可缩短原来需3～4年才可采收的时间。

三、地理分布

防风主要分布于中国东北、内蒙古、河北、山东、河南、山西、陕西、甘肃、湖南等地区。朝鲜，蒙古，俄罗斯（西伯利亚、阿穆尔州、沿海边疆区）也有分布。常见于草甸、草原山坡、丘陵、林缘林下灌木丛及田边、路旁，喜温暖湿润气候，

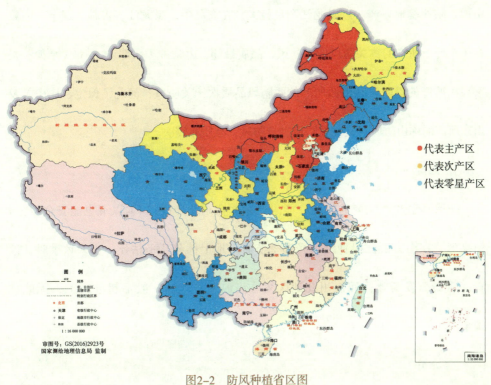

图2-2　防风种植省区图

而又耐寒喜干，适应性较强，能在田间越冬。

黑龙江省防风资源主要分布于黑龙江省中西部地区，主要产地是杜尔伯特蒙古族自治县、肇州、安达、肇源、泰来、龙江、富裕、嫩江、林甸、甘南、海伦、北安、拜泉等地，生长在草原、干草甸子、丘陵草坡、半山坡、固定的沙丘及路旁的砂质地。

四、生态适宜分布区域与适宜种植区域

防风主产于黑龙江、吉林、辽宁、内蒙古、河北等地。此外，防风药材在山东、

山西、陕西等地亦产。以黑龙江产量最大。在商品中，黑龙江、吉林、辽宁、内蒙古（东部）所产的称关防风或东防风，品质最佳；内蒙古（西部）、河北（承德、张家口）所产的口防风和山西所产的西防风品质次于关防风；河北（保定、唐山）及山东所产的称山防风，又称黄防风、青防风，品质亦较次。

1. 温度

防风喜温和、凉爽的气候，能耐严寒，在东北产区-34℃以下也能安全越冬。怕高温，在南方浙江引种夏季高温季节时，地上部分几乎枯死，进入秋季时又返青，重新萌发新叶；四川川北地区夏季高温期，气温一般不超过38℃，无此种现象。

2. 水分

以气候干燥为好，怕潮湿，不怕干旱。东北产区多野生在干旱草原到低湿地带以及田边路旁，但是以干旱草原生长的防风品质最佳。

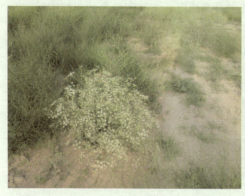
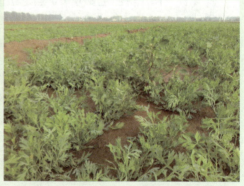

图2-3 防风野生　　　　　　　图2-4 防风规范化种植（内蒙古赤峰）

3. 土壤

对土壤的要求不严，适应范围也较广。由于防风是深根性植物，故要求以土层深厚、排水良好的砂质土壤为好。从野生分布的情况来看，生长在砂质土上的防风根皮呈棕黄色或灰棕色，风干后质松而脆，菊花心明显，质量佳；生长在砂壤土上的防风，根系浅而且分枝，根皮灰白色，风干后表面可见碱沉着物，皮层松，菊花心不明显，质量较次。

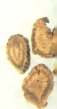

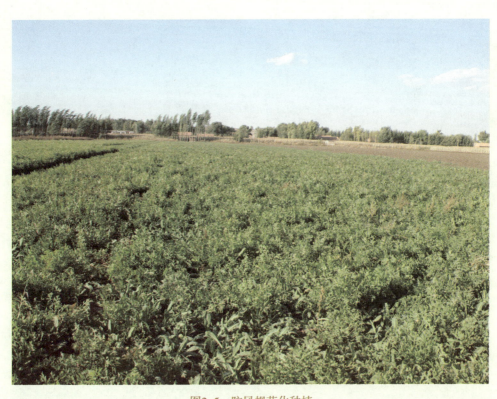

图2-5　防风规范化种植

13

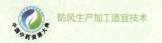

参考文献

［1］中国科学院中国植物志编写委员会. 中国植物志［M］. 北京：科学出版社. 1999：222.

［2］高智，刘鸣远. 防风根的发育形态学研究［J］. 西北植物学报，1997（4）：511-515.

［3］高智，刘鸣远. 野生和栽培防风根系的比较形态解剖学研究［J］. 植物研究，1997，17（3）：344-347.

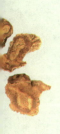

第**3**章

防风栽培技术

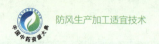

一、种子种苗繁育

防风种子萌发能力较强，新鲜种子发芽率在50%～75%之间。发芽适宜温度在15℃，在15～25℃的范围内均可萌发。土壤中种子在20℃时，1周左右出苗，15～17℃时，则需2周左右才会出苗。种子不耐储藏，储存1年以上种子发芽率显著降低，甚至完全丧失发芽能力，故生产上以新鲜种子作种为佳。

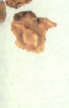

汪之波[1]研究了温度、光照、萌发基质对防风种子（甘肃采集）萌发的影响，测定了种子活力和抗氧化物酶活性，结果表明：有生活力的种子占49.25%，空粒占8.25%，涩粒占8.5%。萌发温度对防风种子的活力和抗氧化酶活性有较大影响，在19～28℃范围内，种子的发芽率、发芽速率、活力指数、脱氢酶、过氧化物酶（POD）争过氧化氢酶（CAT）等抗氧化酶活性均较高，其中在25℃条件下最高，因此，防风种子萌发的适宜温度范围为19～28℃，最适温度为25℃。低温层积可以显著提高种子发芽率和发芽势，最适宜层积时间为1个月左右；光照和黑暗下种子的发芽率差异并不显著，但是光照发芽势高，可见光照可促进防风种子发芽迅速、整齐；用砂床做发芽基质与用纸床做发芽基质相比，前者的发芽率和发芽势均比后者高。

种子千粒重、生命活力、吸水特性以及种子种衣形态都是研究植物种子萌发的关键所在，全面了解这些指标能够更好掌握种子萌发特性。种子吸水进程是种子与自然生境长期适应的结果，防风种子有天然种衣，种衣质地坚实，在1天内处于急剧吸水状态，此时间段种子迅速吸水并且吸水量很大，主要是由于种子发生吸涨作用，天然种衣引起的吸水在此阶段占很大比例。进入缓慢吸水阶段，防风吸水过程又分为两个小阶段，在1~2天时，吸水有趋于稳定的趋势，到了2~4天时，吸水量又有较大上升，这可能与防风自身种子种衣构造和萌发特性有关。最后进入平稳吸水阶段（4~7天），此阶段种子吸水量慢慢接近阈值，还会出现吸水量下降现象，这可能与种子种衣吸水到一定程度会变软，与种子发生分离，便于种子萌发有关。防风种子开始萌发时间为第9天，萌发持续时间分别为23天，种子发芽率和发芽势分别为48.0%和40.8%[2]。

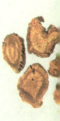

对于野生防风资源来说，覆土处理对防风出苗、存活、叶片数目、株高和生物量都有积极的影响[3]。覆土的防风种苗出苗率、存活率和种苗的生物量分别比不覆土的高8.45%、15.29%和1.72mg。防风的出苗率随着凋落物量的增加而显著（$P < 0.05$）降低，但凋落物覆盖的防风种苗的存活率是无凋落物覆盖的近2倍。少量的凋落物覆盖对防风种苗株高和生物量起积极作用，当凋落物量增多（100g/m²）时主要起消极的作用，表现为明显降低叶片数目、株高和生物量。总之，覆土有利于防风种苗建植，覆盖凋落物50~100g/m²有利于野生防风资源恢复。覆盖凋落物高于100g/m²将会抑制野生防风资源恢复。因此，为了保护和恢复野生防风资源，建议天然草地的围栏封育年限不宜太长。

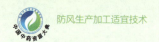

二、栽培技术

（一）选地与整地

栽培防风，应选择阳光充足、地势高、向阳、排水良好、土层深厚的砂壤土。低洼易涝、排水不良的黏重土壤栽培防风，其根部分叉多，质量差，并易导致根部和基生叶腐烂。通风不良或高温多湿会使叶片枯黄或生长停滞。

建立半野生半家种的大面积商品基地，应选择有野生防风分布的荒山荒坡为好。地块选好后要定点取土样进行有机氯农药残留量及重金属含量检测，发现超标另行选地，以免造成不应有的经济损失。

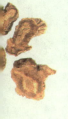

土壤检测合格后，开始整地。防风为多年生植物，整地时必须施足基肥，每亩用圈肥3000～4000kg及过磷酸钙20～30kg，深耕33cm以上，耕细耙平，做成1m宽平畦。北方多做宽1.5～2m的平畦，南方做宽1.5m、高25cm的高畦，并在地周围挖好排水沟。

（二）繁殖方法

1. 种子的繁殖

（1）采种与种子处理　采种，在秋季选两年生以上、生长健壮、无病虫害的植株留作种株，于7～8月当种子由绿色变成黄褐色、轻碰即成两半时采收。不能过早采收未成熟的种子，否则发芽率很低或不发芽，种子收回后放阴凉处后熟一星期即脱粒，晾干。置布袋贮藏备用，切勿将种子与太阳光下暴晒，以免影响发芽。

播种前将种子用清水浸泡24小时，捞出后保持一定湿度在室内进行催芽处理，待种子萌动时播种。

（2）直播　直播不经过育苗移栽。直播防风根部长而直，商品质量好，但出苗率低，不易出全苗。春、夏、秋季均可播种，有水浇条件的或湿润地区宜春天3月下旬至4月中旬，干旱、半干旱地区多在伏天或雨季到来之前播种，称为夏播。春播，长江流域在3月下旬至4月中旬，华北在4月上中旬；秋播，长江流域在9～10月，华北在地冻前播种，次春出苗，苗齐苗壮，春播和夏播需将种子浸润处理。秋播可用干籽。

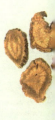

播种方式有条播、穴播和散播。①条播：水浇地上的高产田，一般采用条播，行距30cm左右，便于速生高产田的田间管理和采收。南方和平原地区多采用此种种植方式。条播时按行距30cm开沟，深2～3cm，将种子均匀撒于沟内，覆土1～2cm，稍加镇压后盖草浇水，保持土壤湿润，每亩播种量1～2kg。播后保持土壤湿润，如遇干旱应及时浇水，防止卡脖旱，使小苗夭折。播种时，如畦作可按行距30cm开沟，沟深2cm，将种子均匀撒进沟内。②穴播：不宜灌溉的山坡一般采用穴播，行距26～30cm，株距7～10cm，穴深2cm，每穴播种7～8粒，覆土2cm。③撒播：野生防风采取人工种植，自然生长的群体诱导栽培多用撒播。这是在干旱、半干旱草原及荒地、荒坡上建立野生资源人工抚育基地的主要播种方式。在伏天雨季，将草原或荒地、荒坡深翻30cm以上，耙细磨平，用播种机去掉开沟器撒播，播后镇压2～3次。播种量的多少视种子成熟度和发芽率而定，一般商品每亩播种2～3kg，保苗率

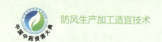

每平方米可达100株左右。生育期间可不进行田间管理，呈半野生状态。这是草原改良和牧草结合利用的好项目，地上长草，地下长药，夏季长药，冬季放牧，药牧互促，持续发展，循环利用，不仅有很高的经济效益，而且还可以防风固砂，具有很好的生态效益。北京地区西部和北部的荒坡、荒滩，可推广这种方式，在增加经济收入的同时，也改善了首都的环境生态。

2. 育苗移栽

防风种子较小，发芽需要较长时间，吸湿回干现象在我国东北、西部半干旱地带常常出现，很难保证发芽所需要的条件，在这种情况下直播发芽率极低，出苗也不整齐，个体发育差异较大，很难获得高产，所以在半干旱地区应以育苗移栽为主，育苗田可精心管理，适时浇水除草，能使苗田出苗整齐，个体发育趋于一致。

育苗田多于4月上中旬横畦或顺畦按行距10～15cm，播幅5～10cm，覆土0.5cm左右条播，播后保湿，第2年4月中下旬移栽，移栽时间不能晚于4月下旬，芽未萌动时移栽成活率最高，可达95%以上，芽萌动长至1cm左右时成活率则降至75%以下。移栽时，如垄作可按株距15cm左右"之"字形栽二行；畦作可按行距30～40cm，株距15cm开穴栽植，栽后浇水保湿。

3. 根扦插繁殖

防风根具有不定芽，可进行扦插繁殖。4月20日前后，取直径0.7cm以上的根截成5.5cm小段作种。可采取在育苗床中育苗，也可以直接扦插于生产田。育苗时，苗床的大小为种根段的上端向上垂直或倾斜插于床内，根段之间略有间隔即可。插后整平，浅覆土，浇20～30℃温水，一次浇透。然后，在床面上横竖放几根木杆，覆盖塑料薄膜，将薄膜四周用泥土压严，如夜晚温度低可在薄膜上在覆盖草帘子等物，白天气温高时揭开草帘、扫去草末、拍去薄膜内水珠，增加光照。

约1个月根段上端就会萌生出不定芽，及时移栽。可根据当地条件，按行距22cm、株距8cm左右挖穴，每穴垂直栽入1根段，然后浇水，2～3天后再浇1次水。生产田中扦插时，按行株距50cm×15cm栽种，使根条的上端向下，下端向上，不可颠倒，然后覆土3cm，6月上旬和8月下旬各追肥一次。当年冬季收获，此法在东北成活率较低，除个别条件适宜的地区外极少采用。但在南方成活率很高。

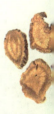

扦插时注意，上下不可颠倒，也不可平放、斜插，一定要垂直扦插。根扦插繁殖较种子繁殖生长期缩短，产量高。原植物经显微理化鉴定，均与正品关防风质量基本相同。

（三）田间管理[4]

1. 苗期管理

扣塑料薄膜拱棚内育苗，播种至出苗阶段为密闭期，要经常检查，控制好棚内温度，一般以20～25℃为适宜温度，如天气过热，棚内温度过高，要加盖草毡遮阴进行降温。当畦面药苗见绿时，可通过揭膜放风的方法来调整棚内温度。随着幼苗的生长，逐渐加大放风孔，进行炼苗，直至揭掉塑料膜为止。畦内发生杂草，要及时除草。

（1）抗旱保墒，力争全苗　露地育苗田和生产直播田，播种至出苗期间管理十

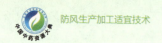

分重要。此期要采取一切抗旱保墒措施，压、踩、搂、轧、石磙因地、因时并用，确保播种层内有充足的土壤水分，满足其萌发需要，严防土壤"落干"和种子"芽干"的现象发生，力争达到苗全、苗壮。

（2）除草松土，防荒促壮　田间和畦面生长出杂草，将影响幼苗生长，要求见草就除掉，防止草荒欺苗。同时，要进行中耕松土2～3遍，为幼苗根系生长改善环境，促使根系深扎，达到壮苗的效果。

（3）疏苗定苗，防虫保苗　出苗后15～20天，苗高达3～5cm时，进行疏苗，防止小苗过度拥挤，生长细弱。生长到一个月左右时，苗高达10cm以上，进行最后定苗，育苗田苗距2～3cm，生产田苗距8～10cm，防止苗荒徒长。同时，苗期时值地下害虫（蝼蛄、蛴螬、地老虎、金针虫）、苗期害虫（象甲、金龟子）相继发生为害，要做好田间调查和防治工作，保证防风幼苗不受损害。

2. 生长期管理

由于防风适应性强，耐寒、抗旱性强，只要保证全苗，生长期间管理比较简单。为促进生长和发育也可采取一些促控措施。

（1）追肥浇水　一般情况下第一年人工栽培防风，很少表现缺肥和缺水症状。只有播种在砂质土壤或遇严重干旱天气时，在定苗后适当追肥浇水。每亩追尿素8～10kg，硫酸钾3～5kg，追肥后及时浇水，以满足不良土壤和不良天气影响下的防风幼苗生长需求。

（2）中耕除草　生长期间仍然有一部分杂草在不同时间生长出来，要结合中耕松土及时拔除。

（3）排洪防涝　防风生长的旺盛时期在6、7、8月份，正逢雨季，田（畦）间发生洪涝和积水要及时排除，并随后进行中耕，保持田间地表土壤有良好的通透性，以有利于根系生长。

3. 越冬期管理

防风栽培第一年为营养生长，地上植株莲座状，很少有抽薹开花现象，一旦发现要及时摘除。生长到10月上中旬，地上茎叶开始枯黄，进入越冬休眠期。此期管理，一是浇好越冬前的封冻水，严防因北方气候干旱而引起水分不足。要在10月底或11月上旬浇封冻水，要浇灌均匀。二是防止放牧和畜禽的践踏为害，做好田间管护工作。三是对育苗田管护好秧苗，并对移栽田做好各项移栽前的准备工作，如整地、施肥、水源等。

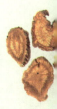

4. 返青期管理

防风根茎在地下经过一个冬季漫长的"休眠"以后，到翌年春季随着天气变暖，气温升高，耕层逐渐解冻，根茎开始萌发新芽，进入返青期，开始新的生命活动。

（1）清园　返青前人工进行彻底清园，将地表枯干叶茎清除到田外烧毁，以减轻病虫的发生和为害。

（2）追肥浇水　每亩追施优质农家肥1500～2000kg，全田铺施，随即浇水，促使返青，达到壮株、壮根的目的。

（3）起苗移栽　于春季3～4月份幼苗"返青"前，在整好的移栽田内，按行距

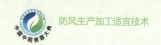

15～18cm横向开沟栽植，开沟深10～15cm，株距8～10cm，土壤板结干旱进行座水移栽，也可穴栽。穴距10～20cm，每穴栽两株，栽植时要栽正、栽稳，使根系舒展。栽后覆土压实，也可栽后普浇一次定根缓苗水，提高栽植成活率。

5. 旺盛生长期管理

生产田以提高根系产量为目的，加强管理十分重要，因此要满足防风旺盛生长期对生长条件的需要。

（1）中耕松土　防风返青至旺盛生长期持续时间达两个多月，此期生产田仍以促根生长发育为主，田间经常进行中耕松土，改善根系生长环境，促根健壮生长。

（2）除草防荒　及时拔除田间杂草，防治草荒。

（3）根外追肥　根据植株生长情况，如发现营养不足，可进行根外追肥，可喷磷酸二氢钾、增根剂等，按说明使用。

（4）打薹促根　因防风第二年将有80%以上植株抽薹开花结实，地上植株开花以后，地下根开始木质化，严重影响药用根质量或失去药用价值，为此，两年以上除留种田外，要必须将花苔及早摘除。一般需进行2～3次，见薹就打掉，避免开花消耗养分，影响根的发育。

（5）排湿除涝　田间遇涝或积水时，要及时排除，以免影响植株生长。

6. 留种田管理

选留植株生长整齐一致，健壮的田块作留种田，不进行打薹，可放养蜜蜂辅助授粉。到8～9月份，防风种子由绿色变成黄褐色，轻碰即成两瓣儿时采收。不能过

早采收未成熟种子，否则影响发芽率或不发芽。也可割回种株后放置阴凉处后熟一

周左右，再进行脱粒。晾干种子放置布袋贮藏备用。繁种也可选留二年生根茎，翌

年春季进行根段扦插繁种，将防风无芦头的根段截成3～5cm的小段，开沟深5cm左

右进行斜栽，当年不抽薹开花，根不木质化，只是根的形态变化较大，主根圆柱形，

生有多数较长的支根。隔年开花产籽。如用带芦头的根茎扦插，当年可开花产籽，

一般不采用。

（四）留种技术

选生长旺盛、没有病虫害的二年生植株。增施磷肥，促进开花、结实饱满。待

种子成熟后割下茎枝，搓下种子，晾干后放阴凉处保存。另外，也可以在收获时选

取粗0.7cm以上的根条作种根，边收边栽，或者在原地假植，等明春移栽定植用。

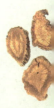

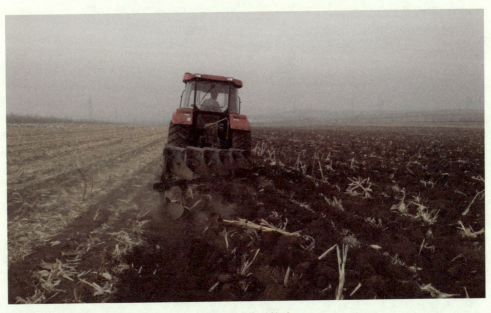

图3-1　秋天整地

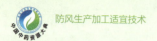
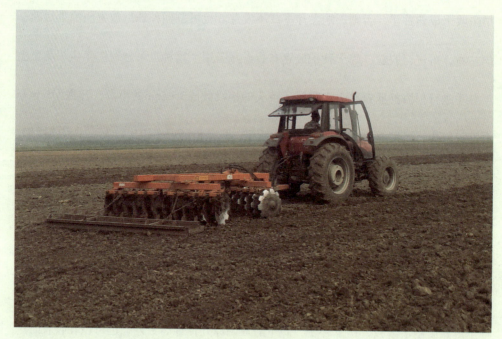

图3-2 旋耕

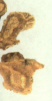

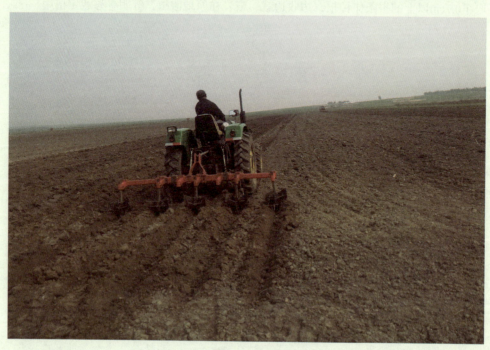

图3-3 起垄

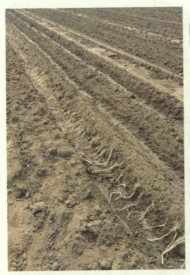
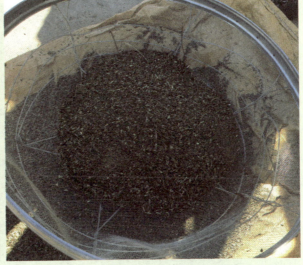

图3-4 人工移栽   图3-5   防风种子筛选

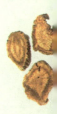

（五）病虫害防治

贯彻"预防为主，综合防治"的植保方针，通过选用抗性品种，培育壮苗，加强栽培管理，科学施肥等栽培措施，综合采用农业防治，物理防治、生物防治，配合科学合理地使用化学防治，将有害生物危害控制在允许范围以内。

1. 白粉病 *Erysiphe polygonidC.*

危害特点：在夏秋季为害地上植株，主要为害叶片，在叶两面形成无定型白粉斑，后期在粉斑上产生小黑点，严重时叶片早期脱落。病菌以闭囊壳在病残体上越冬，翌春子囊孢子引起初侵染，病株上产生的分生孢子借风雨传播，引起重复侵染。天气干旱时病害发生较重。

（1）农业防治 增施磷、钾肥，增强抗病力。

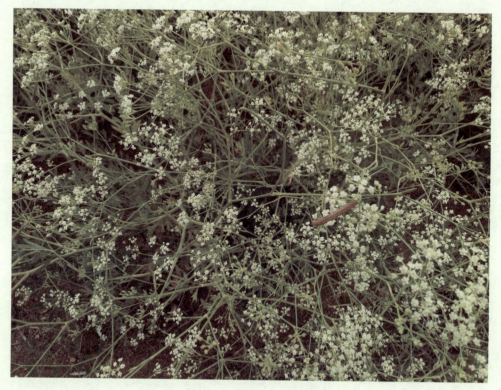

图3-6 防风发生病虫害

（2）生物防治 用2%农抗120水剂或1%武夷菌素水剂150倍液喷雾，7～10天喷1次，连喷2～3次。

（3）药剂防治 在发病初期用戊唑醇（25%金海可湿性粉剂）或三唑酮（15%粉锈宁可湿性粉剂）1000倍液，或50%多菌灵可湿性粉剂500～800倍液，或甲基硫菌灵（70%甲基托布津可湿性粉剂）800倍液喷雾，7～10天喷1次，喷2～3次。

2. 斑枯病

危害特点：每年7～8月为发病盛期，病斑发生于叶片两面，圆形或近圆形，直径2～5mm，中心部分淡褐色，后期病斑上产生小黑点。

（1）农业防治　与禾本科作物实行2年以上的轮作；发病初期，摘除病叶，收获后清除病残组织，并将其集中烧毁。

（2）药剂防治　发病初期喷洒1：1：100的波尔多液1～2次，或用50%的多菌灵可湿性粉剂，或甲基硫菌灵（70%甲基托布津可湿性粉剂）1000倍液喷雾防治。

3. 根腐病

危害特点：在高温多雨季节，被害后根际腐烂，叶片萎蔫，变黄枯死。

（1）农业防治　与禾本科作物实行两年以上的轮作；发现病株及时剔除，并携出田外处理。

（2）药剂防治　发病初期用50%琥胶肥酸铜（DT杀菌剂）可湿性粉剂350倍液灌根，或用12.5%敌萎灵800倍液，或3%广枯灵（恶霉灵+甲霜灵）600～800倍液喷灌，7天喷灌1次，喷灌3次以上。

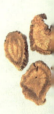

4. 黄凤蝶（*Papilio machaon* L.）

黄凤蝶又名茴香凤蝶。

危害特点：5月份开始以幼虫为害叶片，花蕾，严重时叶片被吃光。

（1）农业防治　幼虫发生初期和3龄期以前，结合田间管理人工捕杀幼虫。

（2）生物防治　产卵盛期或卵孵化盛期用青虫菌或Bt生物制剂（每克含孢子100亿）300倍液喷雾防治，或用氟啶脲（5%抑太保）2500倍液，或25%灭幼脲悬浮剂2500倍液，或25%除虫脲悬浮剂3000倍液，或氟虫脲（5%卡死克）乳油2500～3000倍液，或虫酰肼（24%米满）1000～1500倍液，或用2.5%鱼藤酮乳油600倍液，或

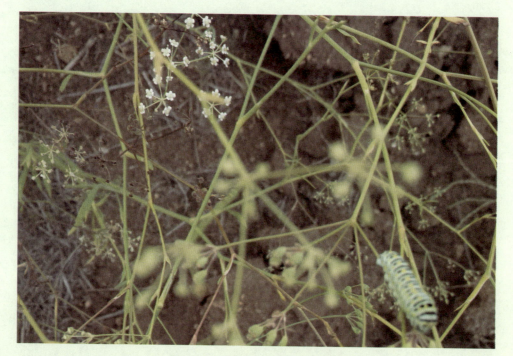

图3-7 黄凤蝶幼虫危害防风植株

0.65%茴蒿素水剂500倍液，或在低龄幼虫期用0.36%苦参碱（维绿特、京绿、绿美、绿梦源等）水剂800倍液，或天然除虫菊（5%除虫菊素乳油）1000～1500倍液，或用烟碱（1.1%绿浪）1000倍液，或用多杀霉素（2.5%菜喜悬浮剂）3000倍液喷雾。7天喷1次，一般连喷2～4次。

（3）药剂防治：50%辛硫磷乳油1000倍液，或90%晶体敌百虫1000倍液，或用1.8%阿维菌素乳油3000倍液，或1%甲胺基阿维菌素苯甲酸盐乳油3000倍液喷雾防治，一般每周喷1次，连喷2～3次。

5. 黄翅茴香螟（*Loxostege palealis* Schiffermuller）

属鳞翅目螟蛾科昆虫。

危害特点：在防风现蕾开花时发生，黄翅茴香螟以幼虫在花蕾上结网，取食花和果实，给防风生产造成为害。

（1）生物防治 同黄凤蝶。

（2）药剂防治 幼虫发生期（在花蕾上结网），于清晨或傍晚用4.5%高效氯氰菊酯乳油2000～3000倍液，或90%晶体敌百虫1000倍液，或50%辛硫磷乳油1000倍液喷雾防治。

6. 蛴螬（金龟子）

（1）农业防治 冬前将栽种地块深耕多耙，杀伤虫源、减少幼虫的越冬基数。

（2）药剂防治 ①每亩用50%辛硫磷乳油0.25kg与80%敌敌畏乳油0.25kg混合，或用5%毒死蜱颗粒剂，0.9kg拌细土30kg，均匀撒施田间后浇水，提高药效；或用3%辛硫磷颗粒剂3～4kg混细砂土10kg制成药土，在播种时撒施。②用90%敌百虫晶体，或50%辛硫磷乳油800倍液灌根防治幼虫。

三、栽培技术的现代研究

1. 种植与环境条件的研究

根系不仅有固着作用，而且具有吸收和贮藏养分的功能，作为根类药材，根系的生长情况直接关系到药材的产量和品质。土、肥、水、汽、热对植物根系均有不同影响，密度又是它们综合的体现。测定不同种植密度条件下防风的根系深度、根幅、根条数、根系总表面积、根干重、根直径、根皮部和韧皮部与木质部的比值等指标，研究防风的根系形态及产量、品质的关系，最终确定最佳栽培密度[5]。结果表明，在栽培的株行距为7cm×30cm时，防风的鲜重为8.04g，干重为2.18g，折干率为27.06%，为不同处理中最高，且有较大的根系总表面积及较多的根条数与适合的根幅、根系深度，有最大的根皮部和韧皮部与木质部的比值，产量和品质最佳。综合比较发现防风最佳的栽培密度为株行距7cm×30cm。

采用室外盆栽的方法，在防风生长季节（6～9月）设4个不同供水量，200、300、400和450mm，研究其对防风生长发育和主要有效成分的影响[6-7]。结果表明，200和450mm供水都不利于防风的生长发育，400mm供水的防风根质量、地上质量和总质量均较高，与其他处理差异极显著；升麻素苷和5-O-甲基维斯阿米醇苷含量随着供水量的减少呈增加趋势；总色原酮产量以400mm供水量处理最高，分别是300、450和200的1.42、2.00和3.04倍。在生长季节降水量300～400mm区域内，防风地上部分与地下部分生长协调，产量高，品质好；根冠比为0.6670～0.7178，平均单株根干质量为9.65～14.54g，平均单株总色原酮产量为0.07985～0.11324克/株。

孙晶波[8]通过对我国9个省份14个产地的防风根际土壤的基本养分和无机元素含量进行测定，以期阐明土壤对药材中各类成分的影响。研究结果显示：通过对不同地区2个时间采集的防风根际土壤样品理化性质进行分析，结果表明，各地区土壤基本养分差异较大，其中；土壤含水量变幅为1.5%～7.9%；pH由酸性到碱性，变化较大，变幅为5.3～8.4；碱解氮的含量由49.0mg/kg到488.8mg/kg；有效磷含量的变幅为5.0～384.8mg/kg；速效钾含量的变幅为47.9～575.9mg/kg；有机质含量变幅为9.7～319.6g/kg；全氮含量变幅为1.3～9.1g/kg。总体上，栾川和大兴安岭2个地区的土壤养分极其丰富，除大连地区碱解氮含量偏低外，其他地区均不存在营养缺乏的情况。不同地区土壤样品中8种元素的平均含量间差异较大，按平均含量由高到低的顺序为：Na（14923.9mg/kg）、Fe（10024.5mg/kg）、Ca（9047.0mg/kg）、K（4357.7mg/kg）、Mg（1854.3mg/kg）、Mn（1386.1mg/kg）、Zn（119.7mg/kg）、Cu（16.2mg/kg）。其中侯马土壤中含Zn、Fe、Mg、K和Na最高，但含Mn最低；鞍山土壤含Cu最高，含Mg最低；白城土壤含Ca最高，K、Na和Zn最低；通辽土壤中Mn含量最高，Cu最低：大庆土壤中含Fe最低，Ca的最低含量则出现在大兴安岭地区。

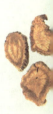

防风有效成分与土壤间的相关性分析表明，防风挥发油含量及多糖含量随采集时间的不同受土壤的影响无规律性。色原酮及香豆素类化合物与土壤的理化性质无显著相关，但受土壤中无机元素含量的影响较大：总色原酮与土壤中钾和镁含量之间，欧前胡素含量与土壤中锰含量之间呈显著的正相关；总香豆素含量与土壤中铜含量之间，亥茅酚苷含量与土壤钾、钠含量间呈显著的负相关。野生防风中的铜、钠、镁含量分别随土壤中的铜、钠、镁含量的增加而显著增加，但锰却随土壤中锰含量的增加而显著降低，防风中钙与土壤锰含量之间呈显著的正相关。该研究首次对防风生长的土壤环境进行了研究，初步明确了影响防风有效成分含量的主要土壤因子是有效磷和有机质的含量、碱解氮和有机质的含量、Fe和K的含量。

2. 组织培养研究

采用组织培养和石蜡切片法探讨生长素和细胞分裂素对防风体细胞胚发生和发

育过程的影响[9]。结果表明，0.5mg/L 2，4-D是诱导胚性愈伤组织最适宜的生长素浓度，0.5mg/L NAA在胚性愈伤组织的长期继代培养中替代0.5mg/L 2，4-D可减少畸形胚的发生，NAA浓度降至0.2mg/L时促进体细胞胚的发生和分化；生长素加一定比例的细胞分裂素（6-BA或KT）可有效促进体细胞胚的发生；通过逐步降低生长素和细胞分裂素的浓度，可促进体细胞胚的分化和生长；体细胞胚在无附加激素或附加激素浓度分别低于0.2mg/L NAA和0.5mg/L 6-BA的MS培养基上，均能发育成完整的植株。一定浓度的生长素是诱导防风胚性愈伤组织的关键因素，细胞分裂素在体细胞胚的发生和发育过程中起协同作用。

设计实施3因素4水平正交试验，研究外源激素NAA、KT、6-BA对愈伤组织不定芽的分化、生根诱导及移栽成苗的影响[10]。结果表明，MS+NAA0.6+KT0.5+6-BA1.0是适合防风愈伤组织芽分化的最佳培养基，芽分化率达到70.0%；不定芽在MS+NAA0.4培养基上产生的根白色、较粗壮，生根率达100%，当根长至3～4cm、苗高5cm左右时即可进行炼苗移栽。

应用组织培养技术进行防风愈伤组织培养研究，对防风优良无性系的快速繁殖具有重要意义。以防风为试材，研究不同外植体、激素组合对愈伤组织诱导及不定芽分化的影响[11]。结果表明：茎段是防风组织培养较为合适的外植体。茎段在添加2，4-D 2.0mg/L＋6-BA 1.0mg/L的MS培养基上愈伤组织诱导率最高可达100%；叶片在添加2，4-D 1.0mg/L＋6-BA 1.0mg/L的MS培养基上愈伤组织诱导率可达75%；继代后的愈伤组织转到6-BA 1.0mg/L＋NAA 0.5mg/L的MS分化培养基上进行分化，其分化率达72%。

　　研究亦表明[12]，诱导愈伤组织的最佳培养基为MS+1.5mg/L 2，4-D+0.5mg/L KT+ 1.0mg/L 6-BA，最高出愈率为96.7%；诱导不定芽的最佳培养基为MS+1.0mg/L 6-BA+0.5mg/L NAA，最高诱导率为75%；诱导根的最佳培养基为1/2MS+0.5mg/L NAA +0.1mg/L 6-BA，生根率达65%；组培苗的移栽成活率达80%。

　　以防风叶片为外植体，对防风的愈伤组织进行不同浓度生长素和细胞分裂素诱导[13]，结果显示：在2，4-D 1mg/L诱导形成的愈伤组织长势好于其他不同浓度，具有显著差异。生长素与细胞分裂素配合使用时，愈伤组织的诱导率明显高于单个生长素的处理，生长情况也有差异。诱导防风最佳外源激素的浓度配比2，4-D 1.0mg/L+6-BA0.5mg/L。

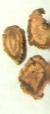

　　以防风愈伤组织为材料，研究了培养基、激素组合、光照、愈伤诱导周期和继代培养次数对愈伤组织不定芽分化的影响[14]。结果表明，适合防风愈伤组织芽分化的最佳培养基为MS+NAA0.2+KT0.2+6-BA1.0；继代培养的周期为25天，继代培养2次不定芽的分化率较高。随着光照强度的增加，防风愈伤组织产生的芽数增加，丛生芽健壮，光照强度2000 lx最适合防风愈伤分化出不定芽。

　　以防风成熟种子为材料建立无菌系，研究了不同的外植体、不同基本培养基、不同激素配比对愈伤组织诱导的影响及不同激素配比对愈伤增殖的影响[15]。结果表明：愈伤组织诱导的最佳基本培养基为MS培养基；诱导率最高的为根，达99.3%，但形成的愈伤组织质地较差，叶的诱导率仅次于根，为84.6%，且质地松散，呈淡绿色，适合进行试验研究，在MS＋2，4-D0.6＋6-BA0.5培养基上，7天即可见愈伤；

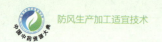

正交试验结果表明：6-BA、NAA对愈伤组织的增殖有明显的作用，达显著水平。

为保护野生资源，实现人工栽培，以防风的嫩茎为材料，进行了愈伤组织的诱导和分化、试管苗生根、移栽和定植的研究，成功的建立起防风的无性系[16]。结果证明：MS+BA 0.2mg/L+2，4-D 2.0mg/L+NAA 0.5mg/L是愈伤组织诱导培养和增殖继代培养的理想培养基；MS+AgNO$_3$ 0.5mg/L+6-BA 1.0mg/L+NAA 0.1mg/L是愈伤组织分化培养的理想培养基；1/3MS+NAA 0.1mg/L+IAA 0.3mg/L是不定芽生根培养和试管苗生根继代增值的理想培养基；试管苗易移栽、定植成活；定植的试管苗保持了防风所有植物学性状。

采用组织培养和石蜡切片法，分析多种因素对防风畸形胚状体发生和发育过程的影响及控制[17]。结果表明，诱导正常体细胞胚高频发生的培养基组合是：启动胚性愈伤组织的培养基是MS+0.5mg/L 2，4-D，蔗糖浓度3%；分化培养基是MS+1mg/L 6-BA+0.2mg/L NAA+0.5mg/L ABA，蔗糖浓度4%～5%；成熟培养基是MS培养基，蔗糖浓度3%。一定浓度的生长素是诱导防风胚性愈伤组织的关键因素，细胞分裂素在体细胞胚的分化和发育过程中起协同作用；蔗糖浓度、ABA、接种方法以及适宜的培养条件和培养容器等均可有效降低畸形胚状体的发生率。

为避免连续继代造成的愈伤组织变异，探索新的种质资源保存方法，对防风愈伤组织进行了超低温冷冻保存及植株再生研究[18]。以关防风3周龄的愈伤组织为材料，单一变量法研究适宜的玻璃化法超低温保存程序。结果显示，防风愈伤组织超低温保存的最佳方案为4℃条件下于MS-1.0mg/L 6-BA+1.0mg/L NAA+5%DMSO的继代培养基中预培养3天，60%PVS2常温装载20分钟，100%PVS2于2℃脱水45分钟后直接投入液氮。防风愈伤组织经超低温保存后的相对存活率最高为79.24%，其中预培养和脱水是实现超低温冻存的关键环节，且1.0mol/L蔗糖的MS溶液洗涤、暗培养14天以上有助于冻后愈伤组织恢复生长。研究表明，玻璃化超低温冻存可以作为防风愈伤组织的保存方法，冻后愈伤可以恢复生长并再生成完整植株。

以防风茎段为外植体，建立了组织培养再生体系，对防风试管苗玻璃化现象进行了研究[19]。结果表明，与正常苗相比，玻璃化苗形态异常，组织含水量升高，叶绿素含量显著降低，酸性过氧化物同工酶活性减弱。6-BA浓度超过2.0mg/L、光照低于2000 lx、培养瓶内湿度大都极易导致防风试管苗的玻璃化，减少愈伤继代次数，增加培养基内琼脂和蔗糖浓度，可以降低玻璃化率。轻中度的玻璃化苗通过改变培养环境可以恢复正常。优化的防风再生体系为以嫩茎段为外植体，继代3次左右的愈伤组织诱导出芽，芽继代增殖时，6-BA浓度采用1.0mg/L和0.5mg/L交替使用，培养光照3000～4000 lx。

3. 太空育种研究

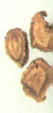

种质资源是中药材生产的源头，种质的优劣对中药材产量和质量有决定性的影响。为保证中药资源的可持续发展，提高中药材质量，选育优良种质种植是关键，太空育种是提升种质质量的一种有效方法。太空育种是指利用返回式航天器（卫星、飞船或高空气球等）将植物种子或器官等送入太空，经过宇宙空间微重力、超真空、宇宙射线、交变磁场等特殊环境处理后，返回地面进行目标选育，筛选植物优良品

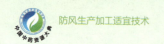

种的育种新技术。它具有变异幅度大，育种周期短，性状稳定快等优点。

利用我国发射的神舟三号飞船搭载防风种子，回收后在地面上筛选繁育，定向培育成新品种获得优良的种质资源。采用X射线荧光光谱法（XRF）对枝叶和产量等方面占优势的第4代太空及地面组防风药用部分的元素含量进行测定和对比分析[20]。两组样品的元素种类基本相同，但多种矿质元素含量是太空组＞地面组，尤其是太空防风中与性味功效和归经相关的Zn，Fe，Mn和Cu含量比地面组分别提高到4.39，1.23，0.84和0.90倍。太空防风矿质元素指标明显优化。利用空间诱变育种可以选育出多种元素指标优化的防风药材新品种。

用傅里叶变换红外光谱法（FTIR）对第四代太空防风与地面组防风和对照品防风进行了对比分析[21]。三种防风主要吸收峰的峰形峰位相近，说明太空防风的主要化学成分和基本结构并未发生明显变化，但1640cm⁻¹处酮的吸收峰明显增强，表明色原酮类含量明显增加；2927cm⁻¹和2856cm⁻¹处亚甲基的CH吸收峰和1054cm⁻¹处C—O吸收峰明显增强，表明色原酮苷类、多糖类含量明显增加；1743cm⁻¹处内酯的C—O吸收峰强于地面组，低于对照品，说明香豆素类含量较地面组增加，少于对照品。整体来看，太空防风成分得到优化，其有效成分含量明显提升。

采用性状鉴别和粉末显微组织鉴别法对第四代航天诱变防风药材及地面组防风药材作对比分析[22]。与地面组防风相比，太空组防风根部明显增粗，气稍浓，表面颜色变深，横截面芯部颜色浅黄，微白，油管中条块状分泌物明显减少，韧皮薄壁细胞壁变薄。航天诱变有利于选育出长势良好、根部主干明显增粗的、显微组织有一定变化的、活性成分提高的防风新品种，航天诱变育种是中药材种质资源创新的快捷有效的途径之一。

4. 抽薹的控制方法研究

对影响防风生产抽薹因素进行了初步调查[23]。结果表明，中耕、光照、密度及土壤肥力对抽薹均有显著的影响。采用秋季割叶及不同时期喷洒农用链霉素、甲基托布津和硫酸亚铁等方法进行防治；割叶可显著降低抽薹率，由对照16.25%降至2.00%；春季增叶期用几种农药混合液防治使抽薹率降为11.75%。

调查了播期与铲除芦头措施对二年生和三年生中药防风的抽薹率及产量的影响。结果表明，通过调整播期，并配合第二年秋末或第三年春初铲除芦头措施可以有效控制三年生防风早期抽薹。播期为7月20日处理的三年生防风抽薹率可控制在4%以下，产量达到14899.73kg/hm^2，折干率为32.96%，每公顷产值可达11.79万～14.73万元。在防风人工栽培中，每年切断芦头并调整播期可有效控制植株抽薹、延长生长年限[24]。

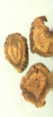

研究表明，防风抽薹植株与未抽薹植株生理生化指标存在一定的差异[25]。采用紫外分光光度法进行定量分析，抽薹植株可溶性糖、可溶性蛋白含量和淀粉酶活性均呈现先升高后降低的趋势，过氧化物酶活性和游离氨基酸含量则是持续上升。未抽薹植株淀粉酶活性和可溶性糖含量逐渐下降，而过氧化物酶、过氧化氢酶活性和可溶性蛋白、游离氨基酸含量则逐渐升高。

利用HPLC法对防风抽薹前后生长素（IAA）、赤霉素（GA）和脱落酸（ABA）

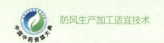

含量的测定，明确防风抽薹前后IAA、GA和ABA的含量变化，进一步明确防风早期抽薹机制。结果表明，防风在抽薹期根、茎、叶中 IAA、GA的含量变化趋势基本相同，抽薹后IAA、GA的含量则急剧下降，且抽薹前防风IAA、GA的含量明显高于抽薹后。ABA在防风抽薹期根、茎、叶中的含量变化趋势基本相同，但与IAA、GA差异较大。抽薹前取样ABA含量虽略有起伏，抽薹后ABA的含量急剧上升，且明显高于抽薹前。可以初步推断，防风早期抽薹现象与防风内源激素水平有重大的关系，防风内源激素含量的变化直接导致了防风的抽薹[26]。

5. 新种选育研究

"关防风1号"是从中国海拉尔地区野生防风中选育出的新品种[27]。多年生草本，株高40～60cm。茎单生，叶丛生。伞形花序，花4～9朵。双悬果狭椭圆形或椭圆形，分果含种子1枚。种子白色，千粒质量4.3g，根圆柱形，上粗下细，3年生主根长20～30cm，直径0.5～2.0cm，根表皮灰黄色，根头部有环状横纹。干燥的根断面黄白色，有菊花心。产量比普通生产用种提高22%，抗旱性强。4月份气温上升到4～5℃时开始萌动，5月初10℃左右出苗，比普通生产用种提前5天，7月20～25℃开花，9月下旬20℃左右果实成熟，10月降霜后叶片开始发黄，逐渐枯萎。低于0℃后根部开始休眠。适宜在吉林省长白山区和白城栽培。

2010～2012年进行生产试验，具有出苗早，出苗率高，丰产，有效成分含量高的优点。

四、采收与产地加工技术

防风直播与根段繁殖只要水肥充足，管理得好，一年即可收获。一般亩产在250~300kg之间，如果再生长一年产量可以翻一番。留种田可二年收获，采收种子的防风根部仍有大部分未木质化仍可出售。已木质化的可继续用于种子繁育。一年生防风中的小货可就地翻栽。

（一）采收

防风可于春秋两季收获。于栽培第3年10月上旬地上部分枯萎时或春季萌芽前采收。春季根插的防风生长好的，当年秋季即可采收。防风根部深入较深，嫩脆易断，

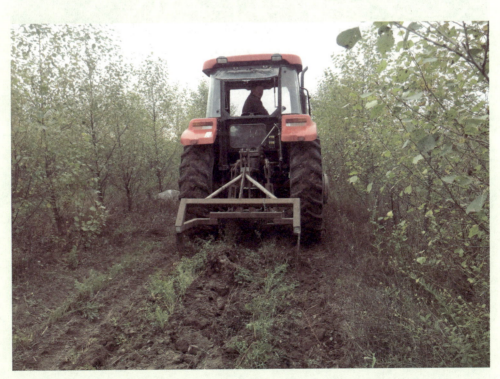

图3-8　机械采收

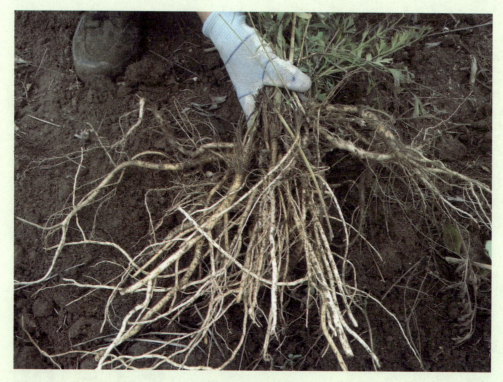

图3-9　人工拣拾

采挖时，在田地一头挖起，利用深挖机或长齿叉从一侧依次挖出抖进泥土，或用震动式深松机起收，可深达50cm。摘去叶及叶残基，洗净。

根茎活性成分和药理作用较低，去叶残迹费工费时，也可去除根茎。栽培种抽薹防风木质化不明显，主要活性成分与药理作用于未抽薹防风无显著差异，可供入药，如抽薹防风木质化严重，必须去除。

（二）产地加工

将除去茎叶的根放到晒场上晾干，晒至半干去掉须毛，按根的粗细分级，扎成小捆，每捆1kg，晒干即可。每亩产干货150～200kg，折干率30%。有条件的可采取

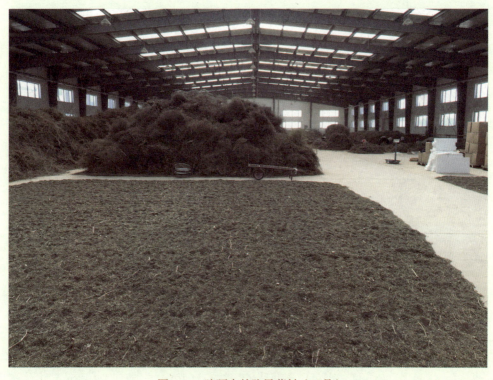

图3-10　晾晒中的防风药材（10月）

45℃烘干至含水量10%左右，其有效成分含量高于晒干。

（三）药材质量标准

加工好的药材，即干燥的防风根，以条粗壮，断面皮部色浅棕，木部浅黄色为佳。

（四）包装、贮藏与运输

1. 包装

包装前检查药材是否充分干燥，含水量应在12%以下。将已扎成小捆的防风按等级进行包装，国内统货常用编织袋或麻袋等包装，每袋40kg，出口药材可按要求包

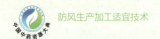
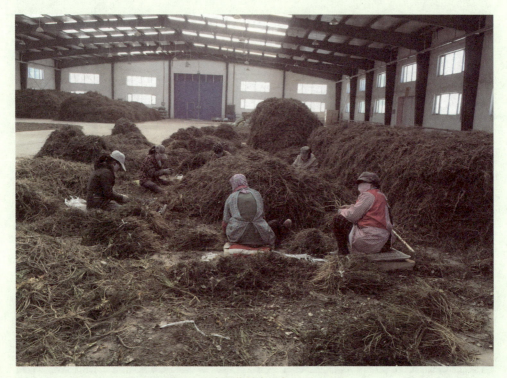

图3-11 防风药材产地加工（10月）

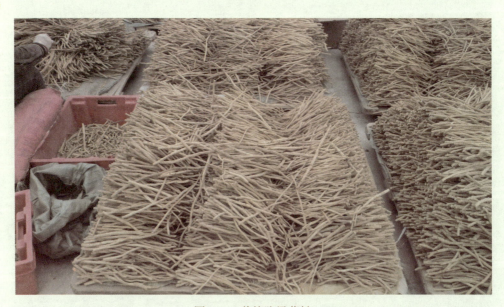

图3-12 栽培防风药材

装，常用瓦楞纸箱长50cm、宽40cm、高30cm纸箱包装，每箱20kg。包装上或标签上注明品名、产地、规格、包装日期、生产单位，并有质量合格标志和验收单。

2. 贮藏

包装后置于通风、干燥、低温、防鼠的库房中贮藏，定期检查，防止霉变、虫蛀、变质、鼠害等，发现问题及时处理。

3. 运输

运输的车厢、工具或容器要保持清洁、通风、干燥，有良好的防潮措施，不与有毒、有害、有挥发性的物质混装，防止污染，轻拿轻放，防止破损、挤压，尽量缩短运输时间。

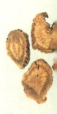

五、炮制技术

《中华人民共和国药典》（2015年版）收载的防风饮片只有生品饮片一种。炮制方法为：除去杂质，洗净，润透，切厚片，干燥。成品质量为圆形或椭圆形的厚片。外表皮灰棕色或棕褐色，有纵皱纹、有的可见横长皮孔样突起、密集的环纹或残存的毛状叶基。切面皮部棕黄色至棕色，有裂隙，木部黄色，具放射状纹理。气特异，味微甘。

1. 传统炮制方法

（1）防风　取原药材，除去杂质及毛须，洗净，润透，切厚片，干燥。

（2）炒防风　取净防风片，用文火炒至冒青烟，呈深黄色，或微焦，取出放凉。

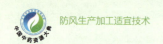

（3）防风炭　取净防风片，用中火炒至外表呈黑色，喷洒清水适量，灭尽火星，取出，凉透。

（4）蜜防风　取净防风片，加炼蜜炒至蜜吸尽，取出放凉。每防风片100kg，用炼蜜30kg。

根据临床体会，防风炒用可减缓它祛风的力量，却有止泻的功效，可用于腹泻。防风炒炭，又可用于崩漏而见血色清淡者，与温经止血的炮姜相比，则功用相似而力较逊。

2. 防风炮制的现代研究

徐新等[28]用正交试验法，考察干燥温度、干燥时间两个因素，以升麻素苷和5-O-甲基维斯阿米醇苷、挥发油、水分含量为指标优选最佳炮制工艺。结果最佳炮制工艺为50℃温度，烘干1小时。

秦建等[29]采用正交优选法对防风饮片的炮制工艺进行了研究，以升麻素苷、5-O-甲基维斯阿米醇苷总含量、挥发油、水分含量为指标，优选防风饮片的最佳炮制工艺。通过正交试验和重复验证试验确定防风饮片的最佳炮制工艺为除去杂质、洗净、润透、防风切片厚度3mm、60℃进行干燥、干燥时间为1.5小时。工艺炮制时间较短，能源消耗小。炮制品有效成分含量高，水分控制范围较合理，适于工业化批量大生产，由此可知最佳工艺选择合理。

刘婵等[30]以升麻素苷和5-O-甲基维斯阿米醇苷含量、浸膏得率、水分的综合评分为指标，采用Box-Behnken设计-效应面法考察切片厚度、干燥时间、干燥温度对防风饮片质量的影响，优选防风饮片的炮制工艺参数。结果显示，最佳炮制工艺为切片厚度3～4mm，干燥温度60℃，干燥时间2小时。升麻素苷和5-O-甲基维斯阿米醇苷的质量分数分别为0.917%，0.054%，水分5.110%，浸膏得率20.45%。采用Box-Behnken设计-效应面法优选的炮制工艺合理可行，为防风饮片的质量控制提供参考。

参考文献

［1］汪之波，豆强红，马全林. 药用植物防风种子萌发特性研究［J］. 种子，2008，27（10）：85-87.

［2］贺超，贺学礼. 防风和白芷种子的萌发特性［J］. 贵州农业科学，2015，43（11）：144-146.

［3］刘桂霞，王谦谦，张丹丹. 凋落物和覆土对防风种子萌发及早期生长的影响［J］.草业科学，2010，27（2）：28-31.

［4］崔振刚. 中药材防风的用途和其栽培种植技术的应用［J］. 黑龙江医药，2014，27（4）：817-821.

［5］佟伟霜，常缨，樊锐锋. 不同种植密度对防风根系形态学的影响［J］. 安徽农业科学，2009，37（33）：16346-16348.

［6］韩忠明，赵淑杰，王云贺，等. 水分供给量对"防风"光合特性和生长发育的影响［J］. 灌溉排水学报，2010，29（3）：98-101.

［7］韩忠明，王云贺，赵淑杰，等. 不同供水量对防风生长发育和品质的影响［J］. 华南农业大学学报，2009，30（3）：4-7.

［8］孙晶波. 防风药材化学成分及其与根际土壤中无机元素含量的相关性研究［D］. 长春：吉林农业大学，2013.

［9］乔琦，肖娅苹，王结之，等. 外源激素对防风体细胞胚发生和发育的影响［J］. 西北大学学报自然科学版，2005，35（3）：316-319.

［10］韩珊珊，贝丽霞，陈祥梅. 外源激素对生药防风组培苗生长发育的影响［J］. 黑龙江八一农垦大学学报，2009，21（2）：1-4.

［11］张家菁，于元杰. 防风愈伤组织培养研究［J］. 北方园艺，2011（2）：183-185.

［12］张家菁，张美珍，于元杰.防风愈伤组织诱导及植株再生体系研究［J］. 山东农业科学,2012,44（8）：13-16.

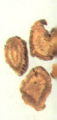

[13] 毕博，杨世海，徐大卫，等. 防风愈伤组织诱导研究 [J]. 中国现代中药，2011，13（8）：22-24.

[14] 韩珊珊，贝丽霞，陈祥梅. 生药防风不定芽分化影响因素的研究 [J]. 黑龙江八一农垦大学学报，2010，22（4）：15-18.

[15] 陈祥梅，贝丽霞. 药用植物防风组织培养关键技术研究 [J]. 中国农学通报，2007，23（5）：83-86.

[16] 姜宁，王丽婷，刘琳琳，等. 防风嫩茎无性系建立的研究 [J]. 辽宁农业科学，2012，（4）：8-11.

[17] 马骥，乔琦，肖娅萍，等. 防风组织培养中畸形胚状体的发生和控制 [J]. 西北植物学报，2005，25（3）：552-556.

[18] 马晓菲，张美珍，于元杰. 防风愈伤组织的玻璃化法超低温保存及再生 [J]. 西北植物学报，2013，33（8）：1691-1697.

[19] 马晓菲，张家菁，于元杰. 防风（*Saposhnikovia divaricata*）组织培养中的玻璃化现象研究 [J]. 分子植物育种，2013，11（3）：421-430.

[20] 关颖，杨腊虎，丁喜峰，等. 第4代太空防风的X射线荧光研究 [J]. 光谱学与光谱分析，2008，28（5）：1191-1193.

[21] 关颖，郭西华，邸立杰，等. 太空育种中药材防风的FTIR分析与表征 [J]. 光谱学与光谱分析，2008，28（6）：1283-1285.

[22] 王立鹏，关颖，杨腊虎，等. 第4代航天诱变防风粉末显微分析 [J]. 时珍国医国药，2008，19（11）：2585-2586.

[23] 孟祥才，曹玲，娄志红. 防风抽薹原因调查及抑制的初步研究 [J]. 特产研究，2004，26（4）：18-20.

[24] 王志辉，宋晋辉，封生霞，等. 播期与铲除芦头对中药防风抽薹及产量的影响 [J]. 湖北农业科学，2013，52（20）：4977-4979.

[25] 赵闽家，刘娟，张跃华，等. 防风抽薹期生理生化指标分析 [J]. 黑龙江医药科学，2008，31（6）：8-9.

[26] 朱玉野，董丽华，朱继孝，等. 防风抽薹期内源激素的动态分析 [J]. 中草药，2014，45（13）：1924-1927.

[27] 许永华，黄忠军，刘双利，等. 防风新品种"关防风1号" [J]. 园艺学报，2016，43（6）：1221-1222.

[28] 徐新. 防风饮片炮制工艺研究 [J]. 中国药业，2006，15（19）：44-44.

[29] 秦建，闰玉梅，彭瑞潭. 防风饮片的炮制工艺研究 [J]. 中国现代药物应用，2011，5（5）：120-121.

[30] 刘婵，张水寒，黄惠勇，等. Box-Behnken设计-效应面法优选防风炮制工艺 [J]. 中国实验方剂学杂志，2014，20（5）：18-21.

第4章

防风特色
适宜技术

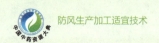

一、内蒙古仿野生关键种植技术

1. 产区自然条件选择

选择道地产区。在种植时选择不受污染源影响或污染物含量限制在规定范围之内，生态环境良好的农业生产区域。产地水质达国家地面水环境质量标准GB3838-88二级以上标准，大气环境达国家环境空气质量标准GB3095-1996的二级以上标准，土壤质量要求达土壤质量标准GB15618-1995的二级以上标准。

2. 选地整地

在已确认的种植生产基地，选择排水良好、疏松、干燥的砂壤土地块，根据主根长度确定土层深度，播栽前对耕地要进行深松深耕35cm以上（最好为秋季深翻）。积温低的地区需起垄建植。土壤瘠薄地块结合耕地可增施积肥，每公顷施30～45吨为宜。仿野生种植不选用非常肥沃的土地，可以选择坡地、林下间作等。

3. 播种

（1）种子选择　播种不采取任何处理方式，直接播种，播种量一般不超过2kg，根据品种确定。

（2）播种时间　播种期分春播与秋播，秋播在9～10月，春播在5月前进行。

（3）播种方法　条播按行距5～30cm开浅沟，沟深1.5cm，将种子均匀播于沟中，薄盖细土，并稍加镇压。每公顷播种量为30kg。起垄播种时垄距40cm，垄高15cm，垄上开单沟进行条播，沟深1.5cm。

4. 田间管理

仿野生播种除出苗期外其他生长期不需要做任何浇水处理。播后等待出苗，大约需要20天，在快要出苗期间注意保持水分充足，不要芽干和落干。

（1）施肥：在整地前施入腐熟的农家肥作为底肥，结合整地翻入地下。播种时，利用播肥一体机施入种肥。施肥方式为有机肥与复合肥按1：1比例混施。施肥量各为25千克/亩。

（2）除草：非杂草严重影响幼苗出苗和生长时，不主张除草，在秋季割掉地上防止草结种子。

5. 返青期

防风根茎在地下经过冬季漫长的"休眠"以后，到翌年春季随着天气变暖，气温升高，耕层逐渐解冻，根茎开始萌发新芽，进入返青期，返青前进行彻底清园，

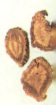

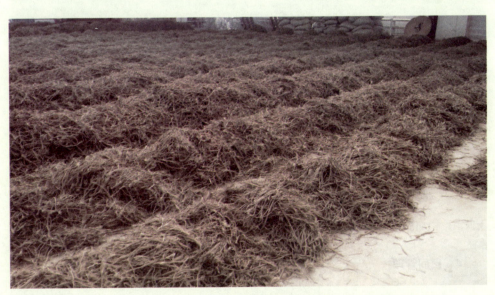

图4-1 仿野生种植防风药材

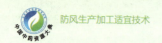

将地表枯干叶茎清除到田外烧毁，以减轻病虫的发生和危害，随即浇水，促使返青，达到壮株、壮根的目的。返青后不再进行任何的人为干涉让其自然生长。

二、河北省露地防风无公害田间生产技术

1. 产地环境

选择不受污染源影响或污染物含量限制在允许范围之内，生态环境良好的农业生产区域。产地的空气质量符合GB3095二级标准，灌溉水质量符合GB5084标准，土壤质量符合GB15618二级标准。

2. 选地整地

选择疏松砂质壤土，耕前灌一次水。每亩施农家肥2000～3000kg和过磷酸钙15～20kg，耕深30cm以上，耙细整平。

3. 播种材料

（1）选种　以《中华人民共和国药典》收载的伞形科植物防风*Saposhnikovia divaricata*（Turcz.）Schischk.为物种来源，选择籽粒饱满、发芽率不低于70%的种子。

（2）种子处理　将种子放到35℃的温水中浸泡24小时，捞出晾干。

（3）播种　4月中下旬，按25cm行距开条沟，沟深4～5cm，均匀播种于沟内，覆土2cm，稍加镇压。每亩播种量1.5～2kg。

4. 田间管理

（1）定苗　苗高5～10cm时，按株距8～10cm定苗。

（2）中耕除草 幼苗出土后进行中耕除草；浇水及雨后及时中耕除草，保持土壤疏松无杂草。

（3）追肥 6月上旬每亩追施磷酸二铵30kg，开沟施入行间。

（4）灌水排水 苗期灌水1～2次，追肥后及时灌水；翌年返青时灌水1次，采收前一个月灌水1次。雨季，疏通排水沟及时排水。

（5）剪薹 2年以上植株，除留种外，发现抽薹及时剪除。

5. 病虫害防治

基本原则：贯彻"预防为主，综合防治"的植保方针，通过选用抗性品种，培育壮苗，加强栽培管理，科学施肥等栽培措施，综合采用农业防治，物理防治、生物防治，配合科学合理地使用化学防治，将有害生物危害控制在允许范围以内。农药安全使用间隔期遵守GB/T8321.1～7，没有标明农药安全间隔期的农药品种，收获前30天停止使用，农药的混剂执行其中残留性最大的有效成分的安全间隔期。

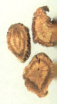

表4-1 防风常见病虫害及发生条件

病虫害名称	病原、害虫种类或类别	传播途径	有利发生条件
黄凤蝶 （茴香凤蝶）	鳞翅目，凤蝶科	成虫迁移扩散	周围有灌木越冬虫源多，田间生长茂盛利于发生
黄翅茴香螟 （伞锥额野螟）	鳞翅目，螟蛾科	成虫迁移扩散	周围有茴香，胡萝卜等植物虫源多，田间生长茂盛利于发生
小地老虎	鳞翅目，夜蛾科	成虫迁移扩散	温度18～26℃，相对湿度70%
蛴螬 （金龟子）	鞘翅目，丽金龟科；鳃金龟科	成虫迁移扩散	春秋季节，有机质多、土壤肥沃的地块

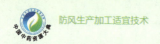

续表

病虫害名称	病原、害虫种类或类别	传播途径	有利发生条件
白粉病	真菌：子囊菌亚门，白粉菌属	风、雨传播	高温、高湿利于分生孢子萌发和侵染；干旱利于分生孢子传播，病害发生较重。植株生长过于茂密、通风透光差利于病害发生与流行
根腐病	真菌：立枯病菌	土壤、农家肥、种子、水流	高温多雨、田间积水、地势低洼等易发病
斑枯病	真菌：半知菌亚门，壳针孢属真菌	随水滴飞溅和雨水传播	植株生长茂密，田间湿度大利于发病

（1）黄凤蝶

农业防治：幼虫发生初期和3龄期以前，结合田间管理人工捕杀幼虫。

生物防治：产卵盛期或卵孵化盛期用青虫菌或Bt生物制剂（每克含孢子100亿）300倍液喷雾防治，或用氟啶脲（5%抑太保）2500倍液，或25%灭幼脲悬浮剂2500倍液，或25%除虫脲悬浮剂3000倍液，或氟虫脲（5%卡死克）乳油2500～3000倍液，或虫酰肼（24%米满）1000～1500倍液，或用2.5%鱼藤酮乳油600倍液，或0.65%茴蒿素水剂500倍液，或在低龄幼虫期用0.36%苦参碱（维绿特、京绿、绿美、绿梦源等）水剂800倍液，或天然除虫菊（5%除虫菊素乳油）1000～1500倍液，或用烟碱（1.1%绿浪）1000倍液，或用多杀霉素（2.5%菜喜悬浮剂）3000倍液喷雾。7天喷1次，一般连喷2～4次。

药剂防治：50%辛硫磷乳油1000倍液，或90%晶体敌百虫1000倍液，或用1.8%阿维菌素乳油3000倍液，或1%甲胺基阿维菌素苯甲酸盐乳油3000倍液喷雾防治，一般每周喷1次，连喷2～3次。

（2）黄翅茴香螟

生物防治：同黄凤蝶。

药剂防治：幼虫发生期（在花蕾上结网），于清晨或傍晚用4.5%高效氯氰菊酯乳油2000～3000倍液，或90%晶体敌百虫1000倍液，或50%辛硫磷乳油1000倍液喷雾防治。

（3）小地老虎（土蚕、切根虫）

物理防治：成虫产卵以前利用黑光灯诱杀。

药剂防治：以下三种防治方法任选其一：①每亩用90%敌百虫晶体0.5kg或50%辛硫磷乳油0.5kg，加水8～10kg喷到炒过的40kg棉仁饼或麦麸上制成毒饵，于傍晚撒在秧苗周围，诱杀幼虫。②每亩用90%敌百虫粉剂1.5～2kg，加细土20kg配制成毒土，顺垄撒在幼苗根际附近；或用50%辛硫磷乳油0.5kg加适量水喷拌细土50kg，在翻耕地时撒施。③用4.5%高效氯氰菊酯3000倍液，或50%辛硫磷乳油1000倍液喷灌防治幼虫。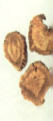

（4）蛴螬（金龟子）

农业防治：冬前将栽种地块深耕多耙，杀伤虫源、减少幼虫的越冬基数。

药剂防治：以下两种方法任选其一：①每亩用50%辛硫磷乳油0.25kg与80%敌敌畏乳油0.25kg混合，或用5%毒死蜱颗粒剂，0.9kg拌细土30kg，均匀撒施田间后浇水，提高药效；或用3%辛硫磷颗粒剂3～4kg混细砂土10kg制成药土，在播种时撒施。②用90%敌百虫晶体，或50%辛硫磷乳油800倍液灌根防治幼虫。

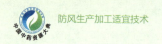

（5）白粉病

农业防治：增施磷、钾肥，增强抗病力。

生物防治：用2%农抗120水剂或1%武夷菌素水剂150倍液喷雾，7～10天喷1次，连喷2～3次。

药剂防治：在发病初期用戊唑醇（25%金海可湿性粉剂）或三唑酮（15%粉锈宁可湿性粉剂）1000倍液，或50%多菌灵可湿性粉剂500～800倍液，或甲基硫菌灵（70%甲基托布津可湿性粉剂）800倍液喷雾，7～10天喷1次，喷2～3次。

（6）根腐病

农业防治：与禾本科作物实行2年以上的轮作；发现病株及时剔除，并携出田外处理。

药剂防治：发病初期用50%琥胶肥酸铜（DT杀菌剂）可湿性粉剂350倍液灌根，或用12.5%敌萎灵800倍液，或3%广枯灵（恶霉灵+甲霜灵）600～800倍液喷灌，7天喷灌1次，喷灌3次以上。

（7）斑枯病（叶斑病）

农业防治：与禾本科作物实行2年以上的轮作；发病初期，摘除病叶，收获后清除病残组织，并将其集中烧毁。

药剂防治：发病初期喷洒1：1：100的波尔多液1～2次，或用50%的多菌灵可湿性粉剂，或甲基硫菌灵（70%甲基托布津可湿性粉剂）1000倍液喷雾防治。

6. 采收

栽培2年后，于10月上旬地上部分枯萎时采挖，除去须根及泥砂，晒干。

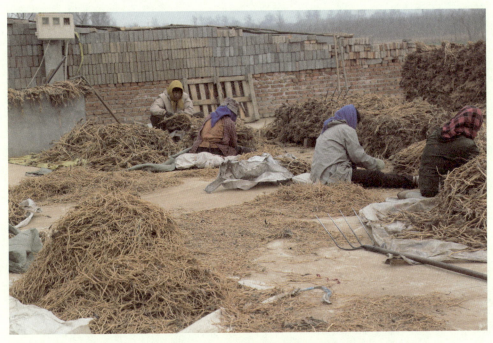

图4-2　防风药材分级（河北安国）

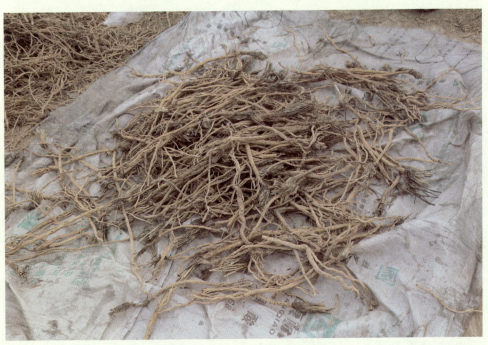

图4-3　防风药材（河北安国）

第5章

防风药材质量评价

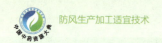

一、本草考证与道地沿革

防风始载于《神农本草经》，列为草部上品。《本草纲目》："防者，御也。其功效疗风最要，故名，屏风者，防风隐语也。"

历代本草对防风产地做了较为详细的记载，《名医别录》曰："生沙苑（今陕西渭南地区）川泽及邯郸（今河北南部），琅琊（在今山东），上蔡（在今河南）"等地。

陶弘景曰："郡县无名沙苑。今第一出彭城（今徐州），兰陵（今山东境内），即近琅琊者，郁州（连云港地区），百市亦得之。次出襄阳（今湖北襄樊），义阳（今河南信阳）县界，亦可用。即近上蔡者，惟以实而脂润，头节坚如蚯叫头者为好。"指出防风主产于山东省南部及江苏省北部一带。其次为湖北襄樊与河南信阳一带。据调查，现在徐州不产防风，连云港曾使用伞形科植物泰山前胡的根做防风。

《唐本草》："今出齐州龙山最善，淄州（今山东淄博），兖州，青州者亦佳。沙苑在同州南，亦出防风，轻虚不如东道者，陶云无沙苑误矣。襄阳，义阳，上蔡原无防风，陶乃妄注耳。"认为防风主产于山东。

《救荒本草》记载防风"生同州沙苑川泽邯郸琅邪上蔡，陕西，山东处处皆有，今中牟田野中亦有之"。说明防风产于山东，河北与河南三省相邻地区及陕西省，与现在的正品防风产地有差异。苏颂："今汴东，淮浙州郡皆有之。关中生者，……然轻虚不及齐州者良。"

《药物出产辨》："产黑龙江省姚南县，为最多。"

历代本草对防风产地作了较为详细的记载，综合各家的观点，包括陕西，黑龙江，山东，河南，江苏，浙江及湖北北部为主要产地。据现代调查研究，现今防风的产地是黑龙江，内蒙古，吉林，辽宁等省，其中东三省产量大，质量优。此外，山西，河北，宁夏，陕西等省区亦产。其中黑龙江省以杜尔伯特蒙古族自治县为中心的西部草原地区是我国最大的防风产区，中药界认为其品质优良，特称"小蒿子防风"，在产量和质量方面均居于全国首位。

古今防风的产区变化很大，主要是防风的产地由南向北移，由关内移到了关外的东北和内蒙古地区[1]。

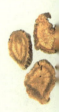

二、药典标准

药典规定防风为伞形科植物防风*Saposhnikovia divaricata*（Turcz.）Schischk.的干燥根。春、秋二季采挖未抽花茎植株的根，除去须根和泥砂，晒干。

1. 性状

呈长圆锥形或长圆柱形，下部渐细，有的略弯曲，长15～30cm，直径0.5～2cm。表面灰棕色或棕褐色，粗糙，有纵皱纹、多数横长皮孔样突起及点状的细根痕。根头部有明显密集的环纹，有的环纹上残存棕褐色毛状叶基。体轻，质松，易折断，断面不平坦，皮部棕黄色至棕色，有裂隙，木部黄色。气特异，味微甘。

2. 鉴别

（1）横切面　木栓层为5～30列细胞。栓内层窄，有较大的椭圆形油管。韧皮部

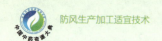

较宽，有多数类圆形油管，周围分泌细胞4～8个，管内可见金黄色分泌物；射线多弯曲，外侧常成裂隙。形成层明显。木质部导管甚多，呈放射状排列。根头处有髓，薄壁组织中偶见石细胞。

（2）粉末淡棕色　油管直径17～60μm，充满金黄色分泌物。叶基维管束常伴有纤维束。网纹导管直径14～85μm。石细胞少见，黄绿色，长圆形或类长方形，壁较厚。

（3）薄层鉴别　取本品粉末1g，加丙酮20ml，超声处理20分钟，滤过，滤液蒸干，残渣加乙醇1ml使溶解，作为供试品溶液。另取防风对照药材1g，同法制成对照药材溶液。再取升麻素苷对照品、5-O-甲基维斯阿米醇苷对照品，加乙醇制成每1ml各含1mg的混合溶液，作为对照品溶液。照薄层色谱法（通则0502）试验，吸取上述三种溶液各10μl，分别点于同一硅胶GF$_{254}$薄层板上，以三氯甲烷-甲醇（4∶1）为展开剂，展开，取出，晾干，置紫外光灯（254nm）下检视。供试品色谱中，在与对照药材色谱和对照品色谱相应的位置上，显相同颜色的斑点。

3. 检查

（1）水分　不得过10.0%（通则0832第二法）。测定用的供试品，一般先破碎成直径不超过3mm的颗粒或碎片；直径和长度在3mm以下的可不破碎；减压干燥法需通过二号筛。采用第二法（烘干法），适用于不含或少含挥发性成分的药品。取供试品2～5g，平铺于干燥至恒重的扁形称量瓶中，厚度不超过5mm；疏松供试品不超过10mm；精密称定，打开瓶盖在100～105℃干燥5小时，将瓶盖盖好，移置干燥器中，冷却30分钟，精密称定，再在上述温度干燥1小时，冷却，称重，至连续两次称重的差异不超过5mg为止。根据减失的重量，计算供试品中含水量（%）。

（2）总灰分　不得过6.5%（通则2302）。测定用的供试品须粉碎，使能通过二号筛，混合均匀后，取供试品2～3g（如需测定酸不溶性灰分，可取供试品3～5g），置炽灼至恒重的坩埚中，称定重量（准确至0.01g），缓缓炽热，注意避免燃烧，至完全炭化时，逐渐升高温度至500～600℃，使完全灰化并至恒重。根据残渣重量，计算供试品中总灰分的含量（%）。如供试品不易灰化，可将坩埚放冷，加热水或10%硝酸铁溶液2ml，使残渣湿润，然后置水浴上蒸干，残渣照前法炽灼，至坩埚内容物完全灰化。

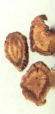

（3）酸不溶性灰分　不得过1.5%（通则2302）。取上项所得的灰分，在坩埚中小心加入稀盐酸约10ml，用表面皿覆盖坩埚，置水浴上加热10分钟，表面皿用热水5ml冲洗，洗液并入坩埚中，用无灰滤纸滤过，坩埚内的残渣用水洗于滤纸上，并洗涤至洗液不显氯化物反应为止。滤渣连同滤纸移置同一坩埚中，干燥，炽灼至恒重。根据残渣重量，计算供试品中酸不溶性灰分的含量（%）。

4. 浸出物

照醇溶性浸出物测定法（通则2201）项下的热浸法测定，用乙醇作溶剂，不得少于13.0%。

醇溶性浸出物测定法：测定用的供试品需粉碎，使能通过二号筛，并混合均匀。采用热浸法，取供试品约2～4g，精密称定，置100～250ml的锥形瓶中，精密加乙醇

50～100ml，密塞，称定重量，静置1小时后，连接回流冷凝管，加热至沸腾，并保持微沸1小时。放冷后，取下锥形瓶，密塞，再称定重量，用乙醇补足减失的重量，摇匀，用干燥滤器滤过，精密量取滤液25ml，置已干燥至恒重的蒸发皿中、在水浴上蒸干后，于105℃干燥3小时，置干燥器中冷却30分钟，迅速精密称定重量。除另有规定外，以干燥品计算供试品中醇溶性浸出物的含量（%）。

5. 含量测定

照高效液相色谱法（通则0512）测定。本品按干燥品计算，含升麻素苷（$C_{22}H_{28}O_{11}$）和5-O-甲基维斯阿米醇苷（$C_{22}H_{28}O_{10}$）的总量不得少于0.24%。

（1）色谱条件与系统适用性试验　以十八烷基硅烷键合硅胶为填充剂；以甲醇-水（40:60）为流动相；检测波长为254nm。理论板数按升麻素苷峰计算应不低于2000。

（2）对照品溶液的制备　取升麻素苷对照品及5-O-甲基维斯阿米醇苷对照品适量，精密称定，分别加甲醇制成每1ml各含60μg的溶液，即得。

（3）供试品溶液的制备　取本品细粉约0.25g，精密称定，置具塞锥形瓶中，精密加入甲醇10ml，称定重量，水浴回流2小时，放冷，再称定重量，用甲醇补足减失的重量，摇匀，滤过，取续滤液，即得。

（4）测定法　分别精密吸取对照品溶液各3μl与供试品溶液2μl，注入液相色谱仪，测定，即得。

三、质量评价

（一）防风与地方习用品、伪品的鉴别

药典规定正品防风为伞形科植物防风*Saposhnikovia divaricata*（Turcz.）Schischk.

的干燥根（图5-1），饮片如图5-2所示。

商品防风的近源品种众多，来源混乱、品种纷杂，同名异物现象严重。各地作

防风入药的品种涉及多个科属的十余种植物。

1. 性状鉴别[2-4]

（1）竹叶防风（云防风）　伞形科植物竹叶西风芹*Seseli marei* Wolff.的干燥根。

略呈圆锥形或类圆柱形，稍弯曲，有分枝，长10～20cm，直径0.5～1.5cm，表面灰黄

色或灰棕色，有细纵纹及稀疏的扁平皮孔和点状突起的细根痕。根头部具有少数环

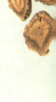

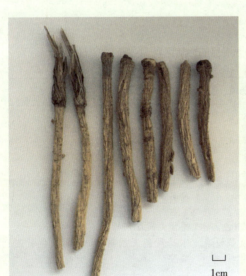

1cm

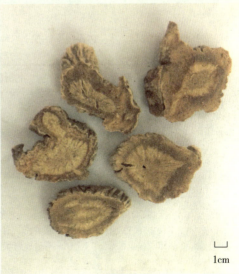

1cm

图5-1　防风药材图　　　　　图5-2　防风饮片图

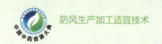

纹，四周有少数基生叶柄残基呈须毛状。质坚实，断面中央为黄色木质部，皮层占根的大部分，白色。气香，味微甘而涩。

（2）水防风（宽萼岩风）　伞形科植物宽萼岩风 *Libanotis laticalycina* Shan. et Shen.的干燥根及根茎。根及根茎呈长圆柱或圆锥形，细长弯曲，下部常分枝。根头部稍膨大，有残留草质茎或茎基痕，质致密而脆，易折断，断面平坦，皮部灰黄色，木部黄色。气微香，味微甘。

（3）田葛缕子　伞形科植物田葛缕子*Carum buriaticum* Turcz的干燥根。根呈长圆锥形或长圆柱形，长8～20cm，直径0.5～1.5cm。表面浅棕色至灰棕色，有细环纹及细根痕。栓皮崩裂状、可层层剥离，皮易与肉分离。根头部较细，上部可见致密的环纹，顶端残留淡棕色或棕褐色纤维状叶基。质松，易折断，断面平坦，皮部浅棕色，有裂隙，木部浅黄色。气特异，味淡，微甜。

表5-1　防风与3种混淆品的性状区别

性状	防风	竹叶防风	水防风	田葛缕子
横切直径	0.5～2cm	0.5～1.5cm	0.5～0.6cm	0.5～1.0cm
根头部	明显密集环纹	少数环纹	无环纹	无环纹
颜色	灰棕色	棕黄色	灰黄色	黄棕色
质地	体轻质松	质坚实	质致密而脆	质疏松
断面	不平坦，皮部浅棕色，木部浅黄色，有放射状裂隙及棕色油点	平坦，皮部白色，木部黄色，有少数裂隙，不呈放射状	平坦，皮部灰棕色，木部黄色无放射状裂隙	皮木分离，木部黄白色，皮部棕色
气味	气特异、味微甘	气香、味微甘而涩	气微、味微甘	气微、味微辛

（4）松叶防风 伞形科植物松叶西风芹*Seseli yunnanense* Franch.的干燥根，商品称"云防风"，主产于云南的大理、丽江、思茅、楚雄等地。根呈圆锥形，下部渐细，有的下部有分叉，略扭曲，长5～15cm，直径0.2～0.8cm。表面棕色或红棕色，有多数纵向皱纹，具多数横向隆起的皮孔样突起或侧根断痕。根头部环纹少数，顶端四周具纤维状叶柄残基。质坚易折断，断面不平坦；皮部疏松，淡黄色；皮部外侧及木质部内侧有时可见棕色油点；木部浅黄色。气微芳香，味淡而后甜。

（5）杏叶防风 伞形科植物杏叶防风*Pimpinella candolleana* Wight et Arn.的干燥根。呈细长圆锥形，稍弯曲，长5～15cm，直径0.3～1.5cm。表面红褐色，具深纵纹和横向突起的皮孔及根痕，下部可见支根或支根痕，支根细长稍弯曲。根头部几无纤维状物，头部残存叶柄，叶柄基部膨大成鞘。质坚脆，不易折断，断面黄白色，不平坦；皮部散有淡棕色油点（分泌腔）；木质部淡黄色；形成层环圆形。气微，味辛、微苦。

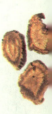

2. 显微鉴别[3-4]

表5-2 防风与地方习用品的显微鉴别

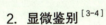

药材	横切面	粉末
防风[20]	①木栓层为5～20列细胞，栓内层窄；②皮层有较大的椭圆形油管；③韧皮部较宽，有众多类圆形油管，周围分泌细胞4～8个，管内可见金黄色分泌物；射线弯曲，外侧常成大型裂隙；④形成层明显；⑤木质部导管甚多，呈放射状排列，射线细胞1～2列，内含大型类圆形油管，管内可见分泌物，木质部常见裂隙；⑥薄壁组织中含大量淀粉粒	黄棕色，香气特异 ①油管多碎断，管道中含金黄色、黄棕色或绿黄色条块状分泌物，周围薄壁细胞细长而皱缩，细胞界限不明显；②网纹导管直径14～85μm，另有螺纹、具缘纹孔导管；③韧皮薄壁细胞多皱缩，有的细胞纵长，隐约可见斜向交错纹理；④叶基维管束常伴有导管

药材	横切面	粉末
竹叶防风[20]	①木栓层为10～20列类长方形细胞组成，栓内层窄；②皮层由十数列不规则的薄壁细胞组成，排列疏松、裂隙较多、大型油室众多，成不连续的环状排列，内含黄棕色的油滴及油状分泌物；③韧皮部薄壁细胞类方形，排列紧密，也分布大量油室；④形成层不明显；⑤木质部导管呈放射状排列，射线细胞2～5列，由内向外细胞逐渐增大，导管内含黄色分泌物；⑥薄壁组织中含有大量淀粉粒	黄棕色，香气特异 ①油管多碎断，管道中含金黄色、黄棕色或绿黄色条块状分泌物，周围薄壁细胞细长而皱缩，细胞界限不明显；②网纹导管直径14～85μm，另有螺纹、具缘纹孔导管；③韧皮薄壁细胞多皱缩，有的细胞纵长，隐约可见斜向交错纹理；④叶基维管束常伴有导管
松叶防风[20]	①木栓层由10～30列类长方形细胞组成，黄棕色；②皮层宽广，由数十列不规则的薄壁细胞组成，排列疏松、裂隙较多、大型油室众多，成不连续环状排列，散有大量的分泌道呈环状排列，管内可见大量金黄色分泌物；③韧皮部薄壁细胞类方形、排列紧密，有大量油室；④形成层不明显，由1～2层狭窄细胞组成；⑤木质部导管放射状排列，射线细胞1～3列；⑥薄壁组织中含有大量淀粉粒	红棕色 ①网纹导管散乱分布；②油室碎片内含金黄色油状物或油滴；③亮黄色油状物大小不等，形状各异，随处可见；④淀粉粒众多
杏叶防风[20]	①木栓层由2～10多列细胞组成，细胞类长方形，黄棕色；②皮层宽广，散有分泌道呈不规则环状排列；③韧皮部较宽，有多数类圆形油管，呈环状排列；④形成层明显，由2～6列扁长方形的细胞组成（在石蜡切片中易与木质部脱离）；⑤木质部导管类多角形，单个或2～3个不规则地成放射状排列；⑥薄壁组织中含有大量淀粉粒	红棕色 ①具网纹导管和网纹管胞，纹孔细长；②木栓细胞成片，黄棕色，由多列细胞组成，类长方形或不规则形；③薄壁细胞类方形或类长方形及多角形，壁微增厚；④淀粉粒众多，多单粒，类圆形，脐点人字形
田葛缕子[21]	①木栓层共有20～60列细胞（分为2～6层，每层8～10列细胞，层与层之间常分离），细胞呈长方形，排列整齐；②皮层窄，薄壁细胞类圆形；③韧皮部宽广；射线为2列细胞，多蛇形弯曲，射线细胞的直径约为相邻薄壁细胞直径的2倍；④形成层以外至皮层散有类圆形分泌管，可见黄棕色油滴状分泌物，形成层明显；⑤木质部导管甚多、呈放射状排列；⑥薄壁组织常有裂隙，薄壁细胞中含有淀粉粒	淡棕色 ①网纹导管为主；②木栓细胞表面观类长方形或多角形，断面观呈长方形，排列非常整齐，壁稍厚、平直；③叶基纤维多成束，壁较薄，孔沟不明显胞腔较大；④油管多破碎，可见淡黄棕色条块状、油滴状或不规则方块状的分泌物，油管周围薄壁细胞界限不清；⑤淀粉粒单粒为主，椭圆形或类圆形，脐点星状、点状多见，层纹不甚明显

（二）野生防风与栽培防风的鉴别

按照来源不同，正品防风分为野生防风和栽培防风两大类。

1. 野生防风

依照产地不同，又分为关防风、口防风、西防风和山防风等。关防风，又称"东防风"。主产于黑龙江安达、泰康，吉林，辽宁铁岭等地区，尤以黑龙江齐齐哈尔和内蒙古扎鲁特旗以北所产品质优良，量大，属传统"关药"之一。关防风表面灰棕色，根头具蚯蚓头，断面菊花心，凤眼圈明显。尤其黑龙江省杜尔伯特县出产的防风，根条粗壮，根头棕褐色叶基残留明显，环纹清晰，表皮灰棕色，根痕少，水锈偶见，体轻质松，易折断，断面菊花心、凤眼圈明显，被当地药农称为"黑货"，又称"小蒿子防风"，业内认为其有效成分含量高，品质优，疗效好。西防风，产于内蒙古的化德、商都，河北省的张家口、承德地区及山西安泽、沁源等地，其产量少，药材蚯蚓纹不明显，纤维性略强，品质略逊关防风。口防风，产于河北、山西及内蒙古中部，药材表面浅黄或黄白色，蚯蚓纹明显而略短，因主产于河北张家口而得名。山防风，又名"黄防风""青防风"，主产于河北省保定、唐山及山东省，质量稍逊。

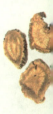

2. 栽培防风

目前防风栽培主要在黑龙江西部草原周边地区，内蒙古赤峰地区，河北承德地区也有栽培。栽培防风（引种防风），其根条较野生防风粗壮，外表颜色略浅，多为浅棕色至棕黄色，蚯蚓纹不明显，扫帚头浓密似毛笔状。体重，质硬，断面较平坦，皮部较窄，呈淡黄色；木部类白色，裂隙少见，气较野生防风略淡，味甜。

3. 野生防风与栽培防风的鉴别比较[5]

对实地采集样品（不同生长年限和野生）和大量市场药材样品进行外观形状和显微镜观察。采挖样品观察5～10个植株，商品药材样品观察数量不少于10个体。观察和测量防风药材的大小、颜色、形状等性状特征，对其栽培品与野生品性状特征进行比对。通过光学显微镜观察根横切片及粉末制片，对防风栽培品与野生品显微组织进行测量和比对。结果如表5-3所示。

表5-3　野生防风与栽培防风的鉴别比较

要点	野生防风	栽培防风
性状	①长圆锥形或长圆柱形，下部渐细，有的略弯曲，长15～30cm，直径0.5～2cm ②表面灰棕色至棕褐色，粗糙，有纵皱纹、多数有横长皮孔及点状突起的细根痕 ③根头部有明显密集的横环纹，有的环纹上残存棕褐色毛状叶基 ④体轻，质松，易折断 ⑤断面不平坦，皮部浅棕色，见多数棕色油点，有裂隙，木部浅黄色 ⑥气特异，味微甘	①长圆柱形，常有分枝，长15～30cm，直径0.2～1cm ②表面棕黄色至浅棕褐色，有纵皱纹、多数横长皮孔及点状突起的细根痕 ③根头部横环纹较少，有的残存棕褐色毛状叶基 ④体轻，质松，易折断 ⑤断面不平坦，皮部浅黄棕色，棕色油点较少，有裂隙，木部浅黄色 ⑥气微，味微甘
组织构造	①木栓层为5～30层细胞，类长方形，壁微木化 ②皮层窄，3～6层细胞，有较大的椭圆形油管，长径8～30μm；油管周围细胞6～12个 ③韧皮部较宽，有多数类圆形油管，10～22环列，直径4～9μm，周围分泌细胞4～10个，管内可见金黄色分泌物；韧皮射线2～3列细胞，多弯曲，外侧常成裂隙	①一年生防风根：木栓层为3～5层细胞。皮层窄，2～3层细胞，有1环列椭圆形油管，长径9～13μm。韧皮部较宽，油管2～3环列，类圆形，直径3～11μm；周围分泌细胞5～7个，管内可见金黄色分泌物。形成层可见。木质部导管放射状排列，导管直径3～11μm。木部/皮部约为1/3，薄壁细胞含淀粉粒 ②二年生防风根：木栓层为6～9层细胞。皮层窄，2～3层细胞，有1环列椭圆形油管，长径10～28μm。韧皮部较宽，类圆形油管7～8环列，直径4～11μm；周围分泌细胞5～10个，管内可见金黄色分泌物。形成层明显。木质部导管放射状排列，导管直径5～15μm，大小相间排列，呈年轮状。木部/皮部约为1/2，薄壁细胞含淀粉粒

续表

要点	野生防风	栽培防风
	④形成层明显 ⑤木质部导管甚多，呈放射状排列；导管直径3～13μm，大小相间，年轮状不明显。抽薹防风（母防风）根木质部外侧木薄壁细胞木化，与导管共同形成木化组织环带。有的产地样品薄壁细胞含淀粉粒，淀粉粒类圆形或长圆形，直径2～4μm。野生防风茎基以下2～3cm部位为根茎，横切面可见髓，薄壁组织内分布有2～3轮管，有的可见石细胞	③四年生防风根：木栓层为8～12层细胞。皮层窄，5～9层细胞，有较大的椭圆形油管1列，长径20～30μm；韧皮部较宽，有类圆形油管10～11轮，由内至外渐大，油管直径3～10μm；周围分泌细胞4～8个，管内可见金黄色分泌物；射线多弯曲，外侧常成裂隙。形成层明显。木质部导管直径4～19μm，呈放射状排列，可见大小相间年轮状；木射线2～3列细胞，外侧常成裂隙。有的产地样品薄壁细胞含淀粉粒，淀粉粒类圆形或长圆形，直径1～5μm。栽培防风茎基以下1～2cm部位为根茎，有髓，薄壁组织内分布有2～3轮油管，有的可见石细胞
粉末	粉末淡棕色或黄棕色。①油管直径17～60μm，充满金黄色分泌物；②叶基维管束常伴有纤维束；③网纹导管直径14～85μm；④木栓细胞多角形，淡棕色；⑤石细胞少见，黄绿色，长圆形或类长方形，长径45～123μm，短径35～58μm	粉末棕黄色。①油管直径18～58μm，充满金黄色分泌物；②叶基维管束常伴有纤维束；③网纹导管直径18～88μm；④木栓细胞多角形，淡棕色；⑤石细胞极少见，黄绿色，长圆形或类长方形，长径33～50μm，短径14～33μm

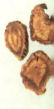

　　从上表得知，性状方面：防风野生品根呈长圆锥形或长圆柱形，少分枝；根头部有明显密集的环纹；断面有多数棕色油点；气味特异。防风栽培品根常有分枝；根头部横环纹较少，断面棕色油点较少；气微。

　　显微组织方面：防风野生品根横切面韧皮部有多数类圆形油管，10～22环列；木质部导管呈放射状排列，但年轮状不明显。防风栽培品根横切面韧皮部油管10～11轮；木质部导管可见大小相间呈年轮状。防风栽培品与野生品在药材性状和显微组织上存在一定差异，外观性状的差异和根横切面韧皮部油管环数的多少，可以作为两者的鉴别特征；1～4年的栽培防风可以根据木质部导管的年轮判别生长年限[5]。

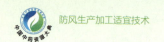

（三）防风及其近缘种的分子生药学研究

从分子水平对正品防风及其近似种进行研究[6]，采用RAPD分子标识法对防风 *Saposhnikovia divaricata*（Turcz.）Schischk.，硬苗防风 *Friocycla albescens*（Franch.）Wolff，竹节防风 *P. dielsianum* Fedde exWolff，前胡 *Peuoedaham ledebourielioides* K. T. FU，葛缕子 *Carum Carvi* L. 进行亲缘关系分析。利用SDS法提取防风及其近似种的总DNA，以随机引物进行随机扩增。从100个引物中筛选出8个有效引物，通过距离系数UPGMA法聚类分析，构建聚类关系树系图，获得了理想的RAPD。基于防风RAPD和ISSR分子指纹检测的聚类分析的类聚分析树系图显示，本身为北防风类的正品防风和其他意义上的"防风"品种之间的遗传距离较大，说明它们的种属之间的亲缘关系也较远，此外同为川防风类的竹节防风和前胡的遗传距离较为接近，从分子生物学角度印证了王建华等根据产地对防风类药材进行分类具有一定的合理性，同时也说明包括硬苗防风、葛缕子、竹节防风、前胡在内的所谓的"防风"品种并非真正意义上的防风品种。结果表明，RAPD法可准确鉴定正品防风及其近似种。

（四）防风现代质量评价研究

防风传统鉴别的外观性状为圆锥形或长圆柱形，表面灰棕色、粗糙，体轻，质松，易折断，断面不平坦，皮部浅棕色、有裂隙，木部浅黄色等。药材外观颜色可反映药材中的某些成分，形态质地反映药材的生长环境，外观性状评价药材质量是长期临床经验的总结，是评价药材质量的一种最为简单而有效的方法。但过去药材基本源于野生，而栽培防风出现的新性状不可能被历史经验所总结，与药材质量的潜在关系也未被总结。因此，原有的防风质量标准不适应目前市场现状，影响了防风的合理应用。

有分支可提高色原酮含量，"菊花心"不明显可反映多糖含量较高，这些性状更能科学评价栽培防风的质量。对于栽培防风来说，防风药材有分支或无分支，表皮类白色，体重，质韧，断面较平坦，"菊花心"不明显等更能反映今后防风商品的性状。另外，对于活性成分指标而言，5-O-甲基维斯阿米醇苷在防风中含量较高，但其活性较弱，不易吸收，且消除较快，其含量高低与防风的药理活性直接相关性不明显。有研究认为，升麻素活性虽高，但其含量甚微，实际工作中又不易控制。因此，以升麻苷含量作为质量评价指标更能反映药材的真实质量。

1. 色原酮类成分的含量测定方法研究

姜艳艳等[7]首次采用磷钨酸钼-硫酸锂比色法对防风中总色原酮进行定量分析，并对磷钨酸钼-硫酸锂显色反应进行了方法学考察。以亥茅酚为对照品，磷钨酸钼-硫酸锂为显色剂，在pH为10.6的缓冲溶液条件下显色。亥茅酚在8～56μg范围内与吸光度成良好线性关系，回归方程为$Y=0.2034X-0.0021$（$r=0.9998$）。亥茅酚平均加样回收率为98.82%，RSD=1.97%（n=6）。3批防风色原酮部位中总色原酮含量为60%～65%，3批药材中总色原酮含量为3.8%～4.0%。所建立的方法简便、准确，可用于防风色原酮部位总色原酮含量测定。

李悦悦[8]建立了HPLC法同时测定防风中4个色原酮类成分升麻苷、升麻素、5-O-甲基维斯阿米醇苷和亥茅酚苷的含量，并对该方法进行了系统的方法学验证。

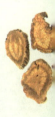

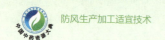

采用Agilent Zorbax SB-C18（150mm×4.6mm，5μm）柱，甲醇-水流动相体系梯度洗脱，检测波长254nm，流速0.7ml/min，柱温25℃，进样量5μl。方法学验证结果表明该法适合于防风中4个色原酮类成分的含量测定。

刘双利[9]建立了防风色原酮部位中主要指标性成分升麻素苷、升麻素、5-O-甲基维斯阿米醇苷和亥茅酚苷的HPLC定量分析方法，并对防风色原酮部位及药材进行了含量测定。3批色原酮部位中升麻素苷含量为5.6%～6.0%，升麻素含量为1.5%～1.7%，5-O-甲基维斯阿米醇苷含量为2.5%～2.8%，亥茅酚苷含量为1.0%～1.2%。

2. 防风指纹图谱研究

高效液相色谱法多为针对防风单一成分或几个成分的定性或定量检测，但中药成分复杂，单纯测定少数几种有效成分或指标成分难以控制其内在质量。因此，逐步建立尽可能全面反映整体成分特征的HPLC指纹图谱，可更好地评价药材及饮片的质量。

王喜军等[10]采用HPLC方法，使用Kromasil C18色谱柱（4.6mm×200mm，5μm），甲醇-水梯度洗脱，检测波长为254nm，流速为1.0ml·min⁻¹对人工规范化种植的防风药材（黑龙江省）进行了指纹图谱的研究和建立。在上述条件下，实现了防风全成分的有效分离，所建立的指纹图谱能够体现防风药材成分的整体特点。从种植防风、野生防风、商品防风的测定结果可看出，野生防风、商品防风的图谱中各共有峰的比例相似，而种植防风则与野生防风差别明显，具有专属性的特征。从而实现了指纹图谱既可控制药材内在质量，又可对种植防风和野生防风进行分类评价。

李丽等[11]对不同产地的10批防风饮片进行指纹图谱鉴别，经与对照品图谱比较，共检定出11个化合物，为防风饮片鉴别提供了新的方法。

戴锦娜[12]采用HPLC–DAD法建立了19批不同来源防风的体外高效液相色谱指纹图谱，共标示了16个共有峰，指认了其中的6个共有峰，分别为升麻素苷、升麻素、5-O-甲基维斯阿米醇苷、香柑内酯、5-O-甲基维斯阿米醇和亥茅酚苷，以夹角余弦为测度，建立了相似度评价标准。同时，建立了防风体内高效液相色谱指纹图谱，对正常组大鼠和佐剂性关节炎模型组大鼠灌胃予防风后的血浆和尿液进行研究。采用与体外指纹图谱相同的色谱条件，对20只大鼠灌胃后的0，0.5，2小时的血浆样品和0～12小时的尿液样品进行全组分分析，结果从正常组大鼠含药血浆中检测出了19个色谱峰，与体外指纹图谱相比较，确定了6个色谱峰来源于药材，指认其中5个是升麻素苷、升麻素、5-O-甲基维斯阿米醇苷、5-O-甲基维斯阿米醇和亥茅酚苷，均为色原酮类成分。

3. 产地对防风质量的影响

胡紫艳等[13]研究发现不同产地（产地分别为河北、吉林、辽宁、内蒙古、甘肃、山西、黑龙江、山东）防风药材4种有效成分的含量差别较大，其中吉林、内蒙古东部、黑龙江、辽宁的药材中4种有效成分的总含量明显高于其他产地；所建立的同时测定升麻素、升麻素苷、5-O-甲基维斯阿米醇苷、亥茅酚苷4种有效成分的测定方法准确度、重复性好，专属性强，可有效评价不同产地防风药材的质量。

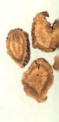

曾丽君等[14]以升麻素苷、升麻素、5-O-甲基维斯阿米醇苷、亥茅酚苷作为指标成分测定各产地防风药材有效成分的含量，比较了各产地药材的质量差异，更全面地反映了各地药材的质量。不同产地的防风药材及饮片中4种色原酮类成分含量差别很大，其中黑龙江、吉林、辽宁的药材中4种有效成分的总含量明显高于其他产地；河北承德市隆化县和围场县野生防风中4种有效成分含量明显高于同地区栽培防风。

梁臣艳等[15]采用水蒸气蒸馏法从防风中提取挥发油，用气相-质谱联用仪检测不同产地防风挥发油的化学成分。结果表明，不同产地防风挥发油均含有人参醇、9，12-十八碳二烯酸、十六酸、油酸、匙叶桉油烯醇、肉豆蔻醚、庚醛、辛醛、壬醛、2-壬酮、桉油脑等11种化合物，其中防风挥发油中的特征成分人参炔醇以黑龙江的相对含量最高（60.87%），云南的相对含量（59.15%）次之，内蒙古防风的相对含量为6.69%。

李轶雯[16]研究发现不同产地之间的防风土壤大量元素含量各不相同，N、P、K、pH和有机质的含量及其平均值之间存在一定的差异。不同产地防风药材总色原酮含量随土壤大量元素的变化而变化，土壤中元素是影响防风药材形成的主要因素，并与元素含量呈正相关。不同产地之间的防风微量元素含量各不相同，Na、Ca、Fe、Mg、Mn、Zn的含量及其平均值之间存在一定的差异。不同产地防风药材总色原酮含量随土壤微量元素含量的变化而变化，土壤中Ca元素是影响防风药材形成的主要因素，并与Ca元素含量呈正相关。

于喆英[17]采用HNO_3和$HClO_4$消解防风样品，利用火焰原子吸收光谱法测定防风中铜、锰、锌、铁含量，并探讨微量元素与防风药理作用的关系。结果表明，防风中含有较丰富的Cu、Mn、Zn、Fe元素，并且Fe含量最高。

孙晶波[18]对我国9个省份14个产地的防风药材中主要有效成分及8种无机元素的含量进行测定，研究结果显示：①防风挥发油的含量随产地及采集时间的不同差异显著，栽培防风中挥发油含量变幅为0.7～4.5mg/g，野生防风为0.8～5.3mg/g，均以1-甲酰基-4-（1-丁烯-3基）-苯、没药烯为主要成分，但野生防风挥发油中所含成分的种类要多于栽培防风，陇西水防风的挥发油含量和成分均与正品防风相似。②药材中多糖的含量随采集时间变化显著，总体上8月份多糖含量较高，且正品防风多糖含量要高于习用品防风。③防风色原酮及香豆素总含量均以左家最高，分别为2.5%和0.2%；安国防风总色原酮含量最低，为0.2%。⑤防风中8种无机元素的平均含量由高到低依次为：Ca（36243.1mg/kg）、Mg（18095.2mg/kg）、Na（16847.5mg/kg）、K分别（9461.7mg/kg）、Fe（184.3mg/kg）、Zn（97.2mg/kg）、Mn（24.8mg/kg）和Cu（15.7mg/kg）。8种元素的最高含量依次出现在通辽（Ca）、白城（Mg）、大庆（Na和K）、侯马（Fe和Mn）、四平（Zn）、（Cu）防风中，最低含量依次出现在大兴安岭（Ca）、鞍山（Mg）、四平（Na）、通辽（Cu、Mn、Zn、Fe和K）防风中。而不同地区防风中无机元素含量间没有较好的规律性。研究结果为防风的栽培及质量调控措施的建立提供了理论依据。

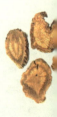

4. 人工栽培对防风质量的影响

自20世纪90年代后期，市场上开始出现大量栽培防风，并逐渐占据市场主导地位。由于栽培防风商品出现较晚，有关商品防风外观性状与野生防风相差较大，致使对栽培防风质量持有较大偏见，栽培的直播防风价格仅为野生防风的1/2，移栽防风具有大量侧根而价格仅为野生防风的1/4，尽管价格低廉，仍销路不畅。

研究证明，防风移栽和直播2种栽培方式的药材质量有明显不同。直播防风侧根少，有效成分4种色原酮含量0.6082%，明显低于移栽防风，但各级种苗移栽防风均产生较多侧根而对质量影响无差异，有效成分含量为1.0328%～1.1898%[19]。栽培防风多糖的含量为野生防风的2倍以上，有效成分含量与市场价格相矛盾。对野生防风的过度青睐，不仅给野生资源造成更大压力，加速野生资源和生态环境的破坏，同时也极大压抑了广大药农种植防风的积极性，阻碍了种植防风种植业的发展及临床的合理使用。

目前，栽培防风已比较普遍，但栽培防风与野生防风的性状差别较大，而且国内有多个产地。为了探索他们的质量差异，对吉林、辽宁、黑龙江、河北、内蒙古等地的11个防风样品（1个野生，10个栽培）以及地方习用品华山前胡、宽萼岩风、葛缕子进行了检测[20]。结果表明，所检测的正品防风中升麻苷与5-O-甲基维斯阿米醇苷的总含量均高于药典规定值；而习用品防风不论是栽培的还是野生的，其含量均远远低于药典限值，所以在实际生产和用药中不适宜替代正品防风。但不同产地的防风中的色原酮成分的含量差异较大，其中吉林安图的样品最高，甘肃陇西栽培防风样品含量最低。习用品类防风样品的4种色原酮成分的总量均在0.03%以下。各产地防风样品的水分、灰分及醇浸物的含量均符合药典限值。从水溶性多糖的含量上看，新宾野生的含量略低，栽培防风的含量均较高。从挥发油的含量上分析，野生药材中挥发油的含量最高。

庞兴寿[21]通过对国内14个产地栽培防风的主要成分升麻素苷、5-O-甲基维斯阿米醇苷的含量及乙醇浸出物进行了测定，测定结果表明，栽培防风有效成分和乙醇浸出物含量的高低与产地有密切关系。产于河北安国的防风含升麻素苷、5-O-甲基维斯阿米醇苷和乙醇浸出物含量最高，分别为0.27%、0.26%和42.75%；产于甘肃兰州的含量最低，分别为0.12%、0.08%和22.15%。认为河北安国、安徽亳州比较适宜防风栽培。

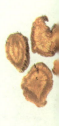

李康等[22]对防风野生与栽培品的内在质量差异进行对比检识，采用性状、薄层色谱、含量三项指标对二者的三批样品进行了对比实验。结果升麻苷含量野生品分别为0.15%、0.49%、0.55%；栽培品分别为0.11%、0.19%、0.25%。5-O-甲基维斯阿米醇苷含量野生品分别为0.07%、0.29%、0.34%；栽培品分别为0.06%、0.13%、0.18%。

李硕[23]测定20份不同商品来源的防风样品中醇浸出物、总多糖、升麻苷、升麻素、5-O-甲基维斯阿米醇苷、亥茅酚苷6种主要成分的含量，采用灰色关联度法，以定义的相对关联度为测度，构建商品防风质量评价模型。其结果表明20份商品防风样品的质量评价结果与商品等级划分相符合。

刘双利等[24]按照商品防风的规格，采用RP-HPLC法测定升麻苷、5-O-甲基维斯阿米醇苷、升麻素及亥茅酚苷4种色原酮成分的含量，对不同部位（韧皮部、木质部，芦毛、芦头及根）和不同直径的防风样品进行质量分析。结果表明，4种色原酮的百分含量在韧皮部为1.0989%，木质部0.2512%，侧根0.3678%，主根细根（3～7mm）0.3588%，主根中粗根（7～10mm）0.2387%，主根粗根（10～18mm）0.1795%，芦毛0.0090%，芦头0.0932%，根部0.3048%，各部位的含量均有显著差异（$P<0.05$）。因此，栽培防风韧皮部、侧枝和细根的色原酮类成分含量较高，而芦头和芦毛的含量十分低，在实际应用中可以去除。

陈梁等[25]采用HPC220色差仪测定仿野生及人工栽培的防风饮片的总色值，计算不同种植方式防风饮片的总色值范围，并以SPSS统计软件分析种植方式对防风饮片颜色的影响。结果显示，9批次仿野生防风饮片的总色值范围为35.49～39.18；9批次人工栽培防风饮片的总色值范围为48.11～56.10，二者平均色差为14.7，仿野生与人工栽培防风饮片外皮颜色差异显著。色彩色差仪可以为仿野生和人工栽培防风饮片的外观颜色差异提供客观的色彩数据，可以作为快速鉴别两种饮片的检测方法，也可为防风饮片分级的建立提供参考依据。

5. 抽薹对防风质量的影响

各版《中国药典》规定抽薹防风不能药用。1956年，我国就开始了改变野生防风为人工栽培的研究工作，基本掌握了防风的生长发育史和最佳栽培技术方法，但在这个过程中发现了重大的问题防风还未成熟就抽薹了。抽薹后、再开花、结实的防风出现的硬根心，根浆不足，纤维化，品质差等现象，便没有了药用价值。栽培防风一般在长势较好时抽薹，生产上多采用摘除的方法防止其开花，然而摘薹并不能从根本上解除防风药材质量的问题，从而深深影响了防风的产量和质量。

　　有关控制抽薹的方法也已进行了深入的研究，由于技术、管理方面以及地区差异等因素，生产中仍有大量的抽薹防风。防风进入生殖生长后木质部纤维化严重，韧皮部相对较小，而油室数目相对减少，因此一般抽薹后的防风挥发油的含量稍低，但挥发油主要成分的含量相近。因此，对栽培的抽薹防风的质量问题有待进一步研究，以期扩大防风药用资源。

　　对栽培的已抽薹的药材研究证明抽薹的全过程中有效成分并未降低[26]。比较抽薹和未抽薹防风各发育阶段根直径、折干率和单位体积重量，并采用高效液相色谱法测定四种色原酮成分的含量。结果显示，抽薹防风药材中4种色原酮含量并未表现出明显的降低，但抽薹防风各发育阶段根的直径不增长，折干率和单位体积的千重显著低于未抽薹防风。防风抽薹对质量没有产生明显影响，但能够导致产量降低。

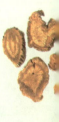

　　防风药材有野生防风、直播、移栽、抽薹等多种类型，外观性状差异较大。传统的外观性状评价与化学成分评价相矛盾。针对目前药材市场重野生、轻栽培，重外观、轻成分的现象，对不同类型的栽培防风的质量进行药理学评价，以期合理地开发、利用栽培的防风资源[27]。解热作用采用2，4-二硝基苯酚致热法、镇痛作用采用扭体法、抗炎作用采用小鼠耳肿胀法。结果显示，抽薹防风的药理活性并未降低；栽培的移栽防风的药理活性达到野生防风水平，质量较好，而直播防风质量最差。栽培防风市场上评价方法存在很多误区，药典规定的抽薹防风不能药用，而栽培抽薹防风药理证明完全可以药用；传统观念认为栽培外观性状较差的移栽防风质量低劣，而其药理活性最佳。

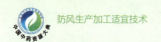

防风生产加工适宜技术

参考文献

[1] 曾丽君. 防风质量标准研究及其资源开发 [D]. 沈阳：沈阳药科大学，2008.

[2] 王淑琴. 防风混淆品的性状鉴别 [J]. 中国药师，2004，7（1）：73-74.

[3] 李海涛，徐安顺，张丽霞，等. 防风及其地方习用品种的性状与显微鉴别 [J]. 中药材，2013，36（12）：1940-1942.

[4] 陆矗，何耀湘. 防风及其伪品田蒿的鉴别 [J]. 湖南中医药大学学报，2001，21（1）：22-23.

[5] 冯学锋，付桂芳，格小光，等. 中药防风栽培品与野生品药材性状显微组织差异比较研究 [J]. 中国中药杂志，2009，34（22）：2862-2866.

[6] 王大威，李庆章，曹雅男，等. 防风及其近缘种的RAPD分析 [J] 东北农业大学学报，2005，36（1）：86-90.

[7] 姜艳艳，刘斌，石任兵，等. 防风色原酮部位中总色原酮含量测定方法研究 [J]. 北京中医药大学学报，2007，30（6）：413-416.

[8] 李悦悦，王慧，陈俊，等. HPLC法测定防风中升麻苷、升麻素、5-*O*-甲基维斯阿米醇苷和亥茅酚苷的含量 [J]. 药学实践杂志，2010，28（6）：445-447.

[9] 刘双利. 防风类药材的质量评价研究 [D]. 长春：吉林农业大学，2007.

[10] 王喜军，曹玲，孙晖. 人工规范化种植防风药材的指纹图谱研究 [J]. 世界科学技术-中医药现代化，2004，6（3）：33.

[11] 李丽，肖永庆，刘元艳. 防风饮片的HPLC指纹图谱 [J]. 中国中药杂志，2006，31（15）：1284.

[12] 戴锦娜. 防风药效物质基础和相关成分药代动力学研究 [D]. 沈阳：沈阳药科大学，2009.

[13] 胡紫艳，冯振斌，蒋健. HPLC测定不同产地防风中4种有效成分的含量 [J]. 中国执业药师，2016，13（11）：31-34.

[14] 曾丽君，孙启时，贾凌云. RP-HPLC法同时测定不同产地及不同部位防风中4种有效成分的含量 [J]. 沈阳药科大学学报，2009，26（2）：127-130.

[15] 梁臣艳，覃洁萍，陈玉萍，等. 不同产地防风挥发油的GC-MS分析 [J]. 中国实验方剂学杂志，2012，18（8）：80-83.

[16] 李轶雯. 不同产地防风药材的质量评价研究 [D]. 长春：吉林农业大学，2011.

[17] 于喆英，辛柏福，李洪峰. 火焰原子吸收光谱法测定中药防风中的微量元素 [J]. 现代仪器与医疗，2008，14（2）：73-74.

[18] 孟祥才，娄志红，曹玲. 防风直播和移栽对有效成分含量的影响 [J]. 特产研究，2004，26（1）：29-30.

[19] 娄志红，江延辉，孟祥才. 野生防风与栽培防风多糖含量比较 [J]. 特产研究，2000，22（2）：

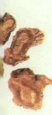

25-26.

［20］刘双利，郜玉钢，张春红，等. 防风类药材的质量评价研究［J］. 中国中药杂志，2007，32（14）：1462-1464.

［21］庞兴寿，黎晓萍，植达诗. 不同产地栽培防风含量比较［J］. 中国药师，2009，12（4）：445-446.

［22］李康，周新蓓. 防风野生与栽培品的质量对比研究［J］. 中国现代药物应用，2010，4（10）：118-119.

［23］李硕，王文全，侯俊玲，等. 基于灰色关联度法评价商品防风药材质量［J］. 北京中医药大学学报，2015，38（4）：247-252.

［24］刘双利，张连学. 栽培防风不同药用部位质量分析［J］. 人参研究，2007，19（1）：8-11.

［25］陈梁，李丽，肖永庆，等. 仿野生与人工栽培防风饮片的色彩色差分析［J］. 中国实验方剂学杂志，2013，19（12）：92-94.

［26］孙晖，孙小兰，孟祥才，等. 防风抽薹对质量和产量影响的研究［J］. 世界科学技术–中药现代化，2008，10（2）：101-104.

［27］孟祥才，孙晖，孙小兰，等. 直播、移栽和抽薹防风与野生防风药理作用比较［J］. 现代中药研究与实践，2012，26（5）：31-33.

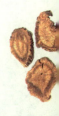

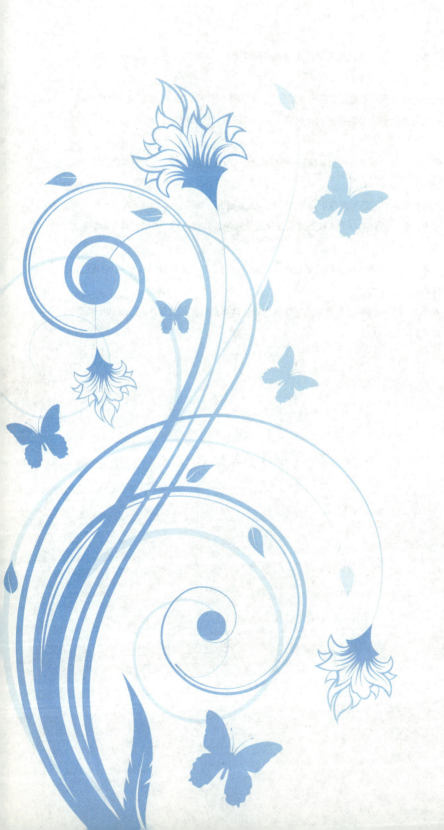

第6章

防风现代研究
与应用

一、化学成分

20世纪80年代后，有关防风化学成分的研究逐渐增多，到目前为止，主要报道含色原酮、香豆素、挥发油、聚乙炔、有机酸、多糖等化学成分[1-7]，现代药理实验证明防风具有解热、镇痛、镇静、抗炎、抗菌、抗癫痫作用，此外，防风提取液还具有明显增强机体非特异性免疫功能的作用。

（一）化合物类型

1. 色原酮类

国内外学者对防风中色原酮类成分研究比较深入，从防风中分离鉴定出升麻素（cimifugin）、升麻素苷（prim-O-glucosyl-cimifugin）、亥茅酚（hamaudol）、亥茅酚苷（sec-o-glucosylhamaudol）、3'-O-乙酰亥茅酚（3'-O-acetylhamaudol）、5-O-甲基维斯阿米醇（5-O-methylvisamminol）、3'-O-当归酰亥茅（3'-O-angeloyhamaudol）、5-O-甲基维斯阿米醇苷（4'-O-D-glucosyl-5-O-methylvisamminol）、undulatoside A、2ledebouriellol、汉黄芩素（wogonin）、divaricatol等色原酮类成分。

2. 香豆素类

香豆素类成分主要有补骨脂素（psoralen）、香柑内酯（bergapten）、欧前胡素（imperation）、异欧前胡素（isoimperation）、紫花前胡苷元（nodakenetin）、异紫花前胡苷（marmesin）、花椒毒素（xanthotoxin）、东莨菪素（scopoletin）、川白芷内酯（anomalin）、珊瑚菜内酯（phelloptein）、石防风素（deltoin）、（3'S）-羟基-石防风素

（（3′S）–Hydroxydeltoin）、秦皮啶（fraxidin）、异秦皮啶（isofraxdin）。

3. 聚乙炔类

1987年，日本学者首次从防风中分离得到3个聚乙炔类化合物：（9Z）–1，9二烯–4，6–二炔–十七碳二醇–3，8（falcarindiol）、（8Z）–1，8二烯–4，6–二炔–十七碳二醇–3，10和（9Z）–1，9二烯–4，6–二炔–十七碳醇–3（panaxynol）[8]。

4. 有机酸类

从防风超临界CO_2萃取物中鉴定出有机酸类成分的甲酯化衍生物，2-（E）–壬烯二酸甲酯、10-十一碳烯甲酯、十四烷酸甲酯、十五烷酸甲酯、7-十六烷酸甲酯、9-十六烷酸甲酯、十六烷酸甲酯、9（Z），12（Z）–十八碳二烯酸甲酯，十八碳烯酸甲酯等[9]。丁安荣[10]等由防风根中得到木蜡酸。从防风根中还分离得到香草酸。肖永庆等[6]从防风乙醇提取物中分离到丁烯二酸（2-butenediacid）、4-羟基-3-甲氧基苯甲酸（4-hydroxy-3-methoxybenzoicacid）。

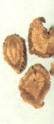

5. 挥发性成分

防风中含有少量挥发性成分。采用GC-MS分析鉴定出2-甲基-3-丁烯-2-醇、戊醛、α-蒎烯、己醛、戊醇、己醇、辛醛、壬醛、辛醇、乙酰苯、人参醇、β-姜黄烯、乙酸、1-辛烯-3-醇、α-花柏烯、β-没药烯、十一碳烯、花侧柏烯、萘、β-桉叶醇、十一烷酸、2-十九烷酮、2-壬酮、2-壬烯醛、棕榈酸等[11-12]。

防风果实挥发油中主要含有正庚烷、正辛烷、正己醛、1-甲基丙基-环己烷、2-庚酮、正壬烷、正庚醛、α-侧柏烯、α-蒎烯、莰烯、2-辛酮、苯甲醛、香松烯、

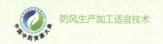

β-蒎烯、月桂烯、辛醛、冰片烯等[13]。

从防风超临界CO$_2$萃取物中鉴定出9-甲基-十一碳烯、2-十一碳烯酸、β-没药烯、十六烷酸、人参醇、亚油酸丁酯、9-十八碳烯酸乙酯、9,12-十八碳二烯酸、11,14-二十碳二烯酸甲酯等[9]。

6. 多糖类成分

从防风中分得三种均一多糖，分别是Saponikovan A、B、C，其分子量分别为54000、280000、132000。组成单糖为Saponikovan A：D-半乳糖、L-阿拉伯糖、D-半乳糖醛酸，其摩尔比为6∶15∶10；Saponikovan B：D-半乳糖醛酸、L-阿拉伯糖、D-甘露糖、acetylandmethoxylgroups，其摩尔比为27∶3∶4∶17；SaponikovannC：D-半乳糖醛酸、L-鼠李糖、L-阿拉伯糖、D-半乳糖，其摩尔比为27∶7∶8∶8[14-15]。李江等从防风水提物中得到酸性杂多糖类成分XC-1、XC-2，平均分子量为13100和73500，XC-1的组成成分及摩尔比为：鼠李糖-阿拉伯糖-木糖-岩藻糖-甘露糖-葡萄糖-半乳糖-半乳糖醛糖（10.0∶7.26∶0.25∶2.13∶0.52∶3.23∶7.20∶2.97）；XC-2的组成成分及摩尔比为：鼠李糖-阿拉伯糖-甘露糖-葡萄糖-半乳糖-半乳糖醛糖（1.05∶7.01∶0.16∶0.79∶10.0∶4.69）[16]。

7. 无机元素

微量元素与一些疾病及中药功效有非常密切的关系。例如镍能促进红细胞再生，锌可控制各种代谢过程，三价铬直接参与糖脂代谢，加速脂肪氧化。如果人体缺少这些微量元素，就会使人体的一些功能造成损害。运用等离子发射光谱分析法

（ICP-AES）和等离子质谱法（ICP-MS）测定了我国8个不同地区防风中45种无机元素的含量。测定结果表明，中药防风中微量元素锌、铭、铬、镍的含量明显高于近80种常用中药中相同元素的平均值[17]。

（二）防风有效成分的提取工艺研究

1. 色原酮类成分的提取研究

姚仲青[18]优化防风的提取与纯化工艺，以升麻苷、5-O-甲基维斯阿米醇苷为考察指标，考察不同提取溶媒、不同提取方法对防风有效成分的影响，并优选提取工艺参数。结果表明，提取方法以超声波法提取为好；用6倍量75%乙醇，提取2次，每次超声提取30分钟，其中的主要有效成分升麻苷、5-O-甲基维斯阿米醇苷的总提取率可达95%以上。防风可以用75%乙醇为提取溶媒、超声波法提取其中的主要活性成分。

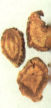

姜超[19]以升麻素苷、升麻素、5-O-甲基维斯阿米醇苷、亥茅酚苷的含量为考察指标，进行了5种大孔吸附树脂工艺参数的筛选，成功地运用AB-8大孔吸附树脂技术优化了防风色原酮类化合物的分离纯化工艺，为防风色原酮的分离纯化提供理论参考。最优化条件为：上样6小时后达到最大吸附量18.6mg/g，30%体积分数的乙醇溶液可以使防风色原酮类成分大部分从树脂床上解吸附，此四种成分收率较高。

王士杰[20]采用正交试验法研究了超声波法提取防风中总色原酮的最优工艺，最优工艺为超声30分钟、醇浓度90%、液料比40：1、温度50℃、频率90Hz，平均提取率为4.05%。

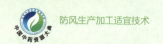

2. 多糖的提取研究

杨景明等[21]以水提醇沉法制取防风粗多糖，以三氟三氯乙烷法除蛋白，用d280阴离子交换树脂柱层析脱色，采用紫外分光光度法测定防风总多糖含量。紫外光谱全波长扫描结果显示，防风多糖与葡萄糖标准品加入显色剂后最大波长均为486nm，且在260nm和280nm处没有吸收峰。防风多糖平均回收率为98.54%，RSD为1.09%。防风中多糖含量为2.98%。

戴晶晶[22]采用不同电功率和频率的超声波辅助提取防风多糖，通过体外抗氧化实验，研究了多糖抗氧化活性与超声电功率及频率的变化规律。实验结果表明：超声频率为135kHz、电功率为290W时，提取的防风多糖得率最高，达到7.12%。超声频率在80kHz和135kHz，电功率范围在150～220W时提取的防风多糖抗氧化活性较高。超声提取防风多糖能够提高提取效率，选择适当的电功率和频率能达到较好的抗氧化活性效果。

在防风多糖的分离纯化中，以多糖保留率以及脱色率为考察指研究了几种不同的树脂对防风粗多糖的脱色效果。仅从脱色率考察，脱色效果依次为D280>D392>201×4>D3520>201×7>HKA-11>NKA-9>001×7。通过对脱色效果较好的两种树脂柱容量的对比，表明D280对防风多糖的脱色效果优于D392。它们的最佳上样量均为0.04g/g湿树脂，此时二者的脱色率分别为84.3%和76.4%，而多糖保留率分别为80.4%和82.7%。结论是防风多糖的脱色宜选用大孔阴离子交换树脂[23]。

3. 挥发油的提取

钟才宁等[24]采用水蒸气蒸馏法提取防风的挥发油，通过单因素试验和L₉(3⁴)正交实验，研究浸泡时间、加水量、提取时间对防风挥发油提取得率的影响以及提取防风挥发油的最佳工艺。结果表明，在防风挥发油的提取过程中，浸泡时间是影响防风挥发油提取率的最主要因素，其次是提取时间，最后是加水量。正交实验表明，防风挥发油的最佳提取工艺为：提取时间8小时、浸泡时间2小时、加水量700ml，在此工艺条件下，防风挥发油的平均提取率为0.25%。用DPPH法对挥发油自由基进行清除率测定，获得清除率为45%。

二、药理作用

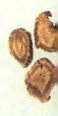

1. 解热作用

防风为伞形科植物防风*Saposhnikovia divaricata*（Turcz.）Schischk.的干燥根。春、秋二季采挖未抽花茎植株的根，除去须根和泥砂，晒干使用。传统把防风抽茎开花植株的根称为"母防风"，认为其品质低劣，不堪药用。防风的传统功效为解表祛风，胜湿止痛。王建华等[25]以解热镇痛作用为药理指标进行动物试验，对防风、母防风以及其地区习用品的解热镇痛作用以及毒性进行了比较。经两种镇痛模型证实，防风对于化学刺激与热刺激引起的疼痛均有明显的镇痛作用，其镇痛作用起效较快，给药后0.5~1小时效果最佳，它对致热大鼠亦能够产生显著的解热作用。上述结果与中药防风"祛风解表，胜湿止痛"的效用相一致。母防风显示一定的解热镇痛作用，其镇痛

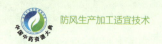

效果约为防风的70%～80%，解热效果约为防风的55%，但是母防风毒性较小，其半数致死量约为防风的1.8倍，因此使用时如将母防风剂量增加1.7～1.8倍，则解热作用可望接近或相当于防风，而镇痛作用将超过防风。其他植物来源的5种防风中，云南松叶防风与竹叶防风解热镇痛作用较强，毒性较小，是较为合适的防风代用品，河南水防风有较强的解热镇痛效果，川防风显示较强的解热作用，但鉴于二者毒性较强，以慎用或少用为宜。青海小防风解热镇痛效果均差，不宜作为防风的代用品。

经小鼠急性毒性实验以及解热镇痛实验证实四川引种防风与东北商品防风的药理作用相似，可等同入药[26]。对山东栖霞县引种防风与当地野生防风水提物的主要药理作用和毒性进行了比较，结果表明引种防风水提物的镇痛、解热和抗惊厥作用与野生防风水提物基本相似。LD_{50}测定结果表明直播防风水提物毒性较大，扦插次之，野生防风毒性最小[27]。

用防风水煎剂、荆芥配伍防风（1∶1）水煎剂进行巴豆油合剂致鼠耳廓炎症的影响试验、对小鼠腹腔毛细血管通透性的影响试验、热板法镇痛试验、解热试验、对离体家兔肠肌的作用试验及毒性试验。结果表明，防风单独应用具有一定的抗炎、解热镇痛和抑制家兔离体肠管蠕动作用；与荆芥配合应用，显示出明显的协同作用，抗炎、解热镇痛作用更为明显[28]。

2. 镇痛、镇静作用

在醋酸扭体法、热板法、鼠尾温浴法镇痛试验中，防风水提取物（口服防风水煎液40g/kg），对于热刺激、化学刺激引起疼痛的小鼠均有镇痛作用，采用热板法测定痛阈值，防风水提取物能明显提高小鼠的痛阈值[29]。

对戊巴比妥钠阈下睡眠剂量的影响和对小鼠自发活动的影响实验表明，防风水煎剂有明显的镇静作用。小鼠灌服防风煎剂409g/kg，能显著减少其自发活动次数，与阈下催眠剂量戊巴比妥钠有协同作用[30]。防风的甲醇提取物可以延长戊巴比妥催眠小鼠的睡眠时间[31]。

薛宝云等[32]采用醋酸致痛法、温热致痛法及二甲苯致炎法观察了防风两种色原酮类成分升麻苷和5-O-甲基维斯阿米醇苷的药理作用，结果两成分均可降低大鼠体温，使醋酸致痛动物扭体次数减少，提高了温热痛阈，具有明显的镇痛作用。

3. 抗炎作用

在巴豆油涂耳致炎实验中，防风水煎液能明显抑制小鼠耳廓肿胀，对醋酸引起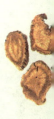的炎症也有明显的抑制作用。防风与荆芥合提挥发油对二甲苯所致小鼠耳廓肿胀、醋酸所致炎症、角叉菜胶致大鼠胸膜炎、棉球肉芽肿胀均有抑制作用，其抗炎作用对正常小鼠和去肾上腺小鼠都很明显，且能降低炎症模型中PGE₂的含量，表明其抗炎作用不依赖于肾上腺的存在，而与炎症介质的产生有关。防风水煎液能够降低毛细血管通透性而起到抗炎作用。升麻素苷和5-O-甲基维斯阿米醇苷均能明显抑制二甲苯引起的皮肤肿胀，降低炎症反应。

生防风挥发油具有抗炎、止血作用。用二甲苯致小鼠耳肿胀、醋酸致小鼠毛细血管通透性增加、毛细玻管法及断尾取血的方法，观察生防风挥发油的抗炎、止血作用[33]。生防风挥发油高、中、低剂量组的鼠耳肿胀度、腹腔OD值与模型组比较，

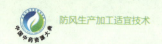

差异有非常显著性意义（$P<0.01$）；生防风挥发油组与空白对照组比较，能明显缩短小鼠出血时间和凝血时间（$P<0.01$，$P<0.05$）。

研究表明，防风CO_2超临界萃取物具有镇痛、解热、抗炎作用，在镇痛、抗炎方面与阿司匹林功效相当，在解热方面起效慢于阿司匹林，且具有量效关系。以阿司匹林为阳性对照药，应用扭体法观察注射乙酸后15分钟内小鼠有无出现扭体反应及记录备鼠的扭体次数；应用2，4-二硝基苯酚致热法观察大鼠3小时内的体温变化；应用小鼠耳肿胀法观察小鼠耳肿程度。结果表明，防风CO_2超临界萃取物各剂量组均有镇痛作用，差异显著；对2，4-二硝基苯酚所致大鼠体温升高在给药后50～180分钟均有明显解热作用；高中剂量组有对抗二甲苯鼠耳肿胀作用[34]。

李文等[35]采用醋酸致炎法，抗凝血和血液流变学方法研究防风有效部位药理作用。结果显示防风有效部位大剂量可使醋酸致炎渗出液减少，降低血浆黏度。防风有效部位中剂量和大剂量能延长凝血酶原时间和抑制由ADP诱导的血小板聚集。防风有效部位有明显的抗炎、降低血浆黏度、延长凝血酶原时间和抗血小板聚集作用。

防风醇提物可能通过抑制PAR-2表达，阻断肥大细胞脱颗粒，且选择性减少使相关细胞因子分泌，继而抑制肥大细胞"瀑布效应"。吴贤波等[36]用胰蛋白酶刺激P815细胞的方法建立肥大细胞脱颗粒模型，设空白组，模型组，防风高、低剂量组（0.02，0.01g/ml），药物作用6小时后，采用ELISA检测细胞上清液中组胺，白细胞介素-4（IL-4），IL-13水平，Western blot，RT-PCR检测PAR-2蛋白及其mRNA的表达。结果显示，与空白组比较，模型组组胺，IL-4，IL-13含量及PAR-2蛋白及mRNA的表达明显升高（$P<0.05$，$P<0.01$）；与模型组比较，防风醇提物在体外抑制肥大细胞组胺，IL-4，IL-13含量及PAR-2蛋白及mRNA的表达（$P<0.05$，$P<0.01$）。

研究发现[37]，防风色原酮提取物可通过抑制组织和血清中TNF-α、IL-1β和IL-6的产生，显著降低CIA大鼠关节的炎症反应；还能够降低CIA大鼠关节滑膜和软骨中NF-κB的转录水平，而转录因子与炎症过程密切相关。此外，还可抑制P-ERK，P-JNK、P-P38的表达。

戴锦娜[38]采用现代分离纯化技术对防风抗炎作用有效部位的活性成分进行研究，以大鼠佐剂性关节炎继发性足肿胀为指标，考察了防风醇提物、三氯甲烷萃取层、乙酸乙酯萃取层和正丁醇萃取层的抗炎作用。结果表明，乙酸乙酯萃取层和正丁醇萃取层具有较好的抗炎性。

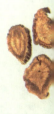

防风主要活性物质为升麻素、升麻苷、5-O-甲基维斯阿米醇苷等色原酮成分，由于升麻苷和5-O-甲基维斯阿米醇苷在防风药材中含量较高，药典中以二者总含量作为防风质量的评价标准。以对2，4-二硝基苯酚致热大鼠体温的抑制率考察药物解热作用，以对热板致痛小鼠痛阈值的变化考察药物的镇痛作用，以对二甲苯致小鼠耳廓炎症肿胀抑制程度考察药物的抗炎作用三项指标研究升麻素、升麻苷和5-O-甲基维斯阿米醇苷单体静脉给药后的药理活性差异。结果灌胃给药色原酮单体化合物后，升麻素组各浓度均表现出较强的解热、镇痛、抗炎作用，且作用迅速。升麻苷表现出一定药理活性，但作用迟缓，1小时后药理作用逐渐增强，作用效果不及升麻素。5-O-甲基维斯阿米醇苷无明显药理作用。研究说明，升麻素、升麻苷和5-O-甲

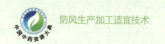

基维斯阿米醇苷药理活性存在较大差异，药典以升麻苷和5-*O*-甲基维斯阿米醇苷作为防风质量评价指标具有一定局限性[39]。

4. 抗肿瘤作用

防风中提取的多糖能激活网状内皮系统，辅助吞噬排出病原体。实验证明，防风多糖有明显的体内抗肿瘤作用防风多糖体内应用对S_{180}移植瘤的生长有一定的抑制作用，并且证明防风多糖能提高S_{180}瘤细胞免疫小鼠腹腔Mφ的吞噬活性。S_{180}瘤细胞免疫小鼠腹腔Mφ与S_{180}瘤细胞混合接种的实验，结果显示，单用瘤免小鼠腹腔Mφ与S_{180}瘤细胞混合接种的抑瘤率为67.5%，而应用了防风多糖的瘤免小鼠腹腔Mφ与S_{180}瘤细胞混合接种的抑瘤率则提高为98.6%，进一步证明防风多糖体内能激活Mφ的抗肿瘤免疫功能；当用硅胶阻断Mφ功能后，防风多糖的抗肿瘤作用大大下降，抑瘤率由52.92%降到11.82%，表明防风多糖的抗肿瘤活性依赖Mφ。以上结果充分证明，防风多糖促进抗肿瘤免疫的作用与促进Mφ的抗肿瘤作用有密切关系，当然也并不排除防风多糖促进其他的抗肿瘤免疫机制[40]。

魏玉娜[41]研究防风提取物联合三氧化二砷（arsenic trioxide，ATO）对人慢性粒细胞白血病K562细胞增殖和凋亡的影响。制备防风提取物，以不同浓度的防风提取物或ATO处理培养的K562细胞48小时，应用四甲基偶氮唑蓝（MTT）法检测细胞增殖，应用流式细胞术（flow cytometry，FCM）检测细胞凋亡和细胞周期。结果显示，防风提取物对K562细胞具有增殖抑制作用；防风提取物可明显增强ATO对K562细胞的增殖抑制和诱导凋亡作用。ATO可使K562细胞阻滞于G2/M期，而防风提取物与ATO联合应用则使K562细胞阻滞于S期。

防风乙醇提取物对几种人肿瘤细胞系具有很强的抗增殖特性[42-43]。

5. 对机体免疫功能的影响

防风能提高小鼠巨噬细胞的吞噬能力，对卵白蛋白所致的豚鼠过敏性休克有一定的保护作用。荆防挥发油对大鼠弗氏完全佐剂所致的关节炎肿胀、小鼠被动异种皮肤过敏反应抑制作用明显。

周勇[44]从防风中分离出的多糖能显著提高小鼠腹腔巨噬细胞的吞噬百分率，增加小鼠免疫器官脾脏的重量，具有免疫增强活性。李江等[45]从防风水提液中得到2种酸性杂多糖XC-1，XC-2。药理实验证明XC-2具有显著增强机体免疫功能的作用。防风多糖能提高NK细胞的杀伤活性，与IL-2联用时NK活性更高，说明防风多糖促进了IL-2对NK细胞的激活，有助于提高NK活性；防风多糖在一定范围内可显著增加IL-2诱导的LAK细胞杀伤活性，并且防风多糖单独应用即可增强脾淋巴细胞的杀伤活性，推测其作用机制与促进IL-2的活性、诱导淋巴细胞高表达IL-2有关。

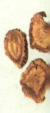

采用水提醇沉法得到防风粗多糖，探讨防风多糖对正常小鼠巨噬细胞及外周血淋巴细胞亚群的影响。结果显示：与对照组比较，中、高剂量组防风多糖均可提高小鼠腹腔巨噬细胞对鸡红细胞的吞噬百分率和吞噬指数（$P<0.05\sim0.01$）。各剂量组均可明显提高小鼠脾细胞的增殖指数，与对照组比较，差异有显著性意义（$P<0.01$）；各剂量组小鼠的脾指数虽高于对照组（$P<0.05$），但组间无统计学意义（$P>0.05$）。随着防风多糖浓度的增加，$CD^{3+}CD^{4+}$与$CD^{3+}CD^{8+}$比值增高

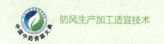

（$P<0.05\sim0.01$）。与对照组比较，实验组CD^{19+}的比例增高（$P<0.05\sim0.01$），但变化无剂量依赖性。因此，防风多糖具有一定的免疫调节作用，尤其中、高浓度的防风多糖对小鼠的非特异性免疫、细胞免疫和体液免疫功能有明显的增强作用[46]。

6. 抗菌、抗病毒作用

防风及其复方的水煎液具有一定的抑制流感病毒A3的作用。在平板法体外抑菌实验中，防风对金黄色葡萄球菌、乙型溶血性链球菌、肺炎双球菌及两种酶菌（产黄青酶、杂色曲酶）等均有抑制作用[47]。王凯娟等[48]用细菌、真菌和芽孢作抑菌材料，经检验测，防风制剂有良好的抑菌作用，平均抑菌率达到99.99%以上。

新鲜关防风榨出液在体外试验中，对绿脓杆菌及金黄色葡萄球菌有一定抗菌作用。品种未经鉴定的防风煎剂对溶血性链球菌及痢疾杆菌也有一定的抗菌作用，防风粗制水提取物有抗哥伦比亚SK病毒的作用。

于斐等[49]研究表明：低浓度防风水煎剂促进肺炎克雷伯菌及大肠埃希菌的生长，高浓度防风水煎剂抑制肺炎克雷伯菌和大肠埃希菌生长，即防风水煎剂在0～350μl和0～300μl时，两种细菌的菌落数随着防风量的增加而增加，以后随防风剂量的增加菌落数呈下降趋势。李翔等[50]指出，低浓度防风水煎液促进大肠埃希菌、肺炎克雷伯菌、金黄色葡萄球菌生长，而高浓度防风水煎液抑制其生长；防风水煎液对金黄色葡萄球菌的作用比对大肠埃希菌和肺炎克雷伯菌的影响更为显著。

7. 抗凝血作用

防风正丁醇萃取物能明显延长小鼠的凝血时间和出血时间，提示防风可以抑制

凝血因子、血小板和毛细血管的功能，具有明显的抗凝作用[51]。防风正丁醇萃取物

可显著降低大鼠全血高切黏度、低切黏度、血浆黏度、纤维蛋白原含量、血球压积

以及全血还原黏度，而对血沉方程K值最大聚集率以及1分钟聚集率均无影响，说明

防风正丁醇萃取物可能主要通过影响红细胞和纤维蛋白原的含量和功能来发挥活血

化瘀作用。防风正丁醇萃取物能明显抑制家兔血小板的黏附功能，抑制颈静脉旁路

中血栓的形成，也可抑制chandler法形成的体外血栓，使湿血栓长度缩短，湿重、干

重减轻[52]。

升麻素苷和5-O-甲基维斯阿米醇苷对ADP诱导单位血小板聚集均有明显抑制作

用，5-O-甲基维斯阿米醇苷对血液凝固时间具有延长作用。

8. 止血作用

防风超临界CO_2萃取物可以明显缩短小鼠出血时间和大鼠凝血酶原时间及凝血激

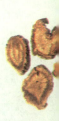

酶时间，可能具有促凝血的作用；具有延长大鼠优球蛋白溶解时间趋势，且有剂量

依赖性，提示其可能具有降低纤溶活性的作用。血小板聚集实验也显示防风SFE提取

物有促血小板聚集的趋势[53]。

9. 对胃肠作用

刘振清等[54-56]研究表明，防风可抑制小鼠小肠推进及胃排空，其中，抑制小鼠小

肠推进的作用，在5～15g/kg范围内效果随剂量的增大而增强，在＞15～25g/kg范围内随

剂量的增大而减小；防风能抑制离体大鼠结肠平滑肌收缩，机制与肾上腺素能α受体及

M胆碱受体有关，与阿片受体和β受体无关；防风可降低细胞内游离钙离子浓度。

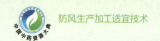

10. 其他[57-59]

防风中所含三种聚乙炔类化合物对人体血小板中花生四烯酸的代谢有影响，能抑制HHT和凝血恶烷B_2的形成。防风中分离出的色原酮类化合物中，3'-O-当归酰亥茅酚及5-O-甲基维斯阿米醇具有降压作用。防风中分离出的香豆素类化合物中，花椒毒素、东茛菪素、欧前胡素、香柑内酯等具有抗炎、抗菌、止痛和祛痰等活性；而补骨脂素、东茛菪素尚具有抗肿瘤活性。

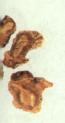

王士杰等[60]通过防风总色原酮清除DPPH自由基和超氧阴离子自由基（O^{2-}）的试验，表明防风中黄酮类化学成分对DPPH自由基和超氧阴离子自由基清除能力较强，其清除自由基能力大小与提取物浓度之间存在明显的剂量—效应关系，且对DPPH自由基的清除效果较显著，重现性较好。

此外，防风粗提物及粗提多糖对所致的小鼠肝损伤具有一定的保护作用，对酒精性肝损伤具有一定的保护趋势[61]。

三、应用

（一）药用价值与经济价值

1. 药用价值

防风为常用中药，以根入药，多用于治疗感冒风寒，发热恶寒，头痛、身痛、目赤、咽痛等症。

防风用于解表祛风时常配荆芥；用于祛风止痉时配合白芍、白术、陈皮等；用于便血、崩漏的治疗时，一般炒炭应用；治疗风湿痹痛等症则配合羌活、防己等。

防风除根具药用价值外，其叶和花也有药用功效。《名医别录》记载防风叶"主中风热汗出"，用法与用量为内服：煎汤，5～15g。《药性论》记载防风花"主心腹痛，四肢拘急，行履不得，经脉虚羸，骨节间疼痛"，用法与用量为内服：煎汤，2.5～7.5g。

2. 食用价值[62]

防风根富含糖、淀粉，与大多数蔬菜一样含有丰富的膳食纤维，因此也常被人们作为蔬菜食用。防风叶不含蛋白质、脂肪、碳水化合物，零热量，富含钾、钙、镁、磷和维生素A等。食用防风可通过烘烤、蒸和煮熟等，或去皮后烹调食用，也可将防风草研磨成粉调味。

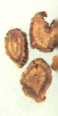

表6-1 防风（叶，鲜）中含有的元素（每100g）

元素	含量	元素	含量	元素	含量
磷	96.00mg	钙	160.00mg	膳食纤维	4.00g
钾	888.00mg	镁	80.00mg	维生素A	363.00μg
钠	1.00mg	铁	5.30mg	维生素C	4.00μg
锌	0.45mg	锰	0.73mg	维生素A当量	86.60μg
铜	0.86mg				

以防风根为主料制作的防风粥，有祛风解表、散寒止痛的功效，主治外感风寒表证，风寒湿痹症的肢体关节疼痛等。制作方法为：先将15g防风、2茎葱白煎药取药汁，去渣备用。再将50g粳米煮粥，待粥熟时，加入药汁，煮成稀粥。供早、晚空腹食用，连服3天为1个疗程。禁忌：关节红肿者不宜服用。防风作为野菜，一般于

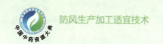
5～6月采集其嫩幼苗及嫩茎叶，去掉老叶及根部后，炒食、凉拌、制馅或腌渍。

3. 经济价值

防风一般每亩可采收干品300～400kg，每亩效益可达3000～5000元以上。防风不仅是药业不可缺少的药材，而且是重要的草原植被和固沙植物，所以在寒地大力发展防风种植业，不但可以增加农民收入，具有良好的经济效益和社会效益，而且还有良好的生态效益。由此可以看出，发展防风前景乐观。

（二）临床应用

1. 防风功能主治的历代记载

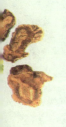

表6-2　防风功能主治的历代记载文献

记载	功效	文献
主大风头眩痛，恶风，风邪，目盲无所见，风行周身，骨节疼痹，烦满	祛风，止痛	神农本草经
主胁痛，胁风，头面去来，四肢挛急，字乳，金疮，内痉	祛风，止痛	名医别录
"诸风通用"诸药之首，并可"杀附子毒"	祛风，解毒	本草经集注
主心腹痛；所治"四肢拘急，行履不得，经脉虚羸，主骨节间疼痛"	祛风，止痛	药性论
主"三十六般风，男子一切劳劣，补中，益神，风赤眼，止泪及瘫痪，通利五藏、关脉，五劳七伤，羸损，盗汗，心烦，体重，能安神定志，匀气脉"	祛风，补益，安神	日华子本草
泻肺实如神，散头目中滞气，除上焦风邪	祛风	药类法象
去湿之仙药	除湿	用药心法
用治自汗不止，崩中，中乌头、芫花、野菌等毒	止汗，解毒	本草纲目
治一身尽痛，目赤，冷泪，肠风下血；遍体湿疮，能解诸药毒		得配本草
除"经络留湿，主上部见血"	除湿，止血	本草从新
治骨蒸疼痛并止盗汗	止痛，止汗	本草易读
祛风解表，胜湿止痛，止痉。用于感冒头痛，风湿痹痛，风疹瘙痒，破伤风	祛风，止痛，止痉	2015年版《中国药典》

综合诸家本草所述，防风功能大致概括为：①疏散风邪（恶风、头眩、目赤、冷泪）；②祛风除湿（风痹、行履不得、瘫痪、湿疮、经络留湿）；③止痛（头痛、骨节疼痛、胁痛、胁风）；④安神（益神、烦满、心烦）；⑤止血（上部出血、崩漏）；⑥止汗（自汗、盗汗）；⑦止痉（内痉）；⑧疏肝（通利五脏关脉、匀气脉）；⑨解毒（解附子、乌头、芫花、野菌，诸药毒）；⑩补虚（劳劣、补中、五劳七伤）10个方面[63]。

2. 复方配伍的历代记载

防风，古代名"屏风"（见《名医别录》），喻御风如屏障也。其味辛甘，性微温而润，为"风药中之润剂"。临床随症配伍，具有不同的作用。

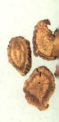

（1）能发汗，又能止汗　"用防风必兼荆芥者，以其能入肌肤宣散故耳"（见《本草求真》），"若属外感证，用麻桂嫌热、嫌猛；用银翘嫌寒时，荆防用之最宜"（见《施今墨对药临床经验集》），可见荆芥与防风相配有达腠理、发汗散邪之效，二者相辅相成。张元素治四时外感，表实无汗用防风配羌活等（九味羌活汤）；刘河间治三焦实热用防风配荆芥、硝、黄等（防风通圣散）。前者乃解表兼除湿热之剂，后者乃表里双解之剂。

防风配黄芪、白术，即玉屏风散。方中黄芪实卫，得防风则使邪去而外无所扰，得白术以培中固里，使脾健内有所据。所谓"发在芪防收在术"，内外兼顾，诚固表止汗之良方也。用本方加麻黄根、龙骨、牡蛎、浮小麦、乌梅，治自汗、盗汗，均获佳效。

（2）能止泻，又能通便　防风配柴胡、羌独活等，能散风胜湿，升清止泻。即《内经》云"清气在下，则生飧泄"；"湿胜则濡泻"是也。吴鞠通取补中益气汤加防风，升清阳以止泻。治泻取苍术防风汤，亦以防风能升脾阳而止泻。临床常见有因脾胃之虚，怠惰嗜卧，肢体酸疼，大便溏泻，小溲频数者，用升阳益胃汤（《脾胃论》），每奏捷效。若因外伤风邪，肝木乘脾，完谷不化，而泄泻者，用痛泻要方（《医方集解》引刘草窗方），取防风能舒脾泻肝胜湿，为引经之要药。

防风配枳实（壳）能通便。方如《太平圣惠方》搜风顺气丸用防风升脾之清气，配枳壳、大黄以宽肠顺气，治中风而引起的风秘、气秘，使清阳升而浊阴降。王好古用防风合苍术、甘草为末（神术散），加生姜、葱白煎服，治内伤冷饮，外感寒邪而无汗者。临床取本方加枳壳（实）、麦芽治心下虚痞，以行气除满，消食去滞。

（3）能止血，又能通经　"防风，去芦头，炙赤、为末，治崩中"（《经验后方》）。正因防风能升脾之清阳，炒黑，则入血分增强止血之效。

槐角丸（《太平惠民和剂局方》）方中用防风配槐角、地榆、枳壳等，治诸痔、脱肛及肠风下血。临床治痔血等用槐花散（《普济本事方》：槐花、侧柏叶、荆芥、枳壳）加防风、升麻、大黄各等份，同炒黑、存性，共碾极细末，每日早晚空腹取5～6g，米饮汤调服。不仅能入血分而止血，又能引邪外出于气分，一举两得。但对胃十二指肠溃疡出血，以及气虚、阴虚者非宜。

3. 现代临床应用

（1）配祛风解表药，治外感表证　防风配荆芥、葛根，可治"风邪伤卫，有汗恶风"；防风配葛根、薄荷、连翘等，可治外感风热而致的恶寒发热，头痛目赤；防风配连翘、石膏、大黄，可疏风泻热通便。

防风通圣散由防风、川芎、当归、芍药、大黄、薄荷叶、芒硝、石膏、黄芩、栀子等组成，用于"风热拂郁，筋脉拘倦，肢体焦痿，头目昏眩，腰脊强痛，耳鸣鼻塞，口苦舌干，肠燥结，热结，便溺经闭"。

玉屏风散，由防风配黄芪、白术组成，有祛风邪，固卫表之作用。

（2）配祛风通窍药，治偏正头痛　临床上防风为治疗偏正头痛之要药，多与祛风、活血、通窍之品如白芷、川芎等同用，以增强祛风通窍止痛作用。《普济方》载有用防风、白芷二味等份制成的丸药，用于治疗"偏正头痛，痛不可忍"，如偏正头痛，属风热上扰，清窍不利者，可配黄芩、黄连、川芎、柴胡等同用。现代药理研究证实防风有镇痛作用，与临床上常用于治疗头痛是吻合的。

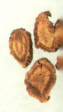

王晓东等[64]应用防风归芎汤（防风、当归、川芎等）治疗脑震荡66例，治疗结果：痊愈（头痛、头晕症状消失，神志清楚，无再次呕吐食物病史，且不留下记忆减退等后遗症）59例，好转（头痛、头晕症状消失，但记忆力较前减退）7例，总有效率达100%。

（3）配祛风胜湿药，治风湿痹证　在临床上防风多与其他祛风湿之品如羌活、独活、威灵仙、桂枝等同用，以增强祛风湿除痹痛之效；痹证寒邪偏胜者，症多见疼痛较剧，肢体困重，则多配用川乌、草乌、附子等散寒止痛药物，以增强祛风散寒、除痹止痛之功。

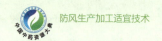

现代药理学证明，防风除有止痛作用外，还有抗炎作用，故可用于风湿痹痛以达抗炎止痛效果。

（4）配透疹止痒药，治麻疹及皮肤瘙痒　防风配荆芥、薄荷、蝉蜕等具有祛风透疹疗效的药物一起应用，可增强透疹作用，用于治疗麻疹初期透发不畅，治疗各种原因引起的瘙痒症，防风为首选药，如风甚者，常配白鲜皮，刺蒺藜等同用，以增强防风祛风之效；湿甚者，常配地肤子、苍术同用，以祛风利湿止痒；血热甚者，配生地、丹皮、赤芍等，以凉血、祛风、止痒。

皮肤病虽症在体表，但邪气袭人易致阴阳失调，乃致脏腑功能失常，久则气血运行不畅，形成脉络瘀阻，实为顽固性皮肤病久治不愈或反复发作之根本原因。应用防风通圣散配合活血化瘀药（防风、甘草、川芎、连翘等）治疗皮肤病，疗效甚好。

（5）配息风止痉药，治破伤风，惊风及中风　防风入肝经，其祛风功效常用于治疗肝经风动之症，如破伤风引起的角弓反张，牙关紧闭，小儿惊风痉挛抽搐，以及中风引起的口眼歪斜，言语謇涩等。防风用于息风定惊须配伍其他平肝息风止痉药，如天麻、钩藤、天南星、白附子、蜈蚣等同用；治小儿惊风，常配清热息风止痉药如龙胆草、青黛、钩藤、牛黄等；古防风汤由防风配伍羌活，甘草组成，主治"卒中，口眼歪斜，言语謇涩，四肢如故，别无所苦"。现代药理学以证实防风有息风定惊作用，实验表明防风液和水提物均能对抗电刺激引起的动物惊厥或使惊厥发生期延长。

饶军福[65]应用防风汤加味（防风、羌活、甘草等）治疗面神经炎23例，均获痊愈。其中服药最少者7天，最多25天，平均11.8天，病程越短，治疗时间也越短；病程越长治疗时间也越长。

另有报道，防风配蜈蚣可治面神经麻痹。

（6）治疗小儿呼吸道感染　冯步珍等[66]应用防感散治疗小儿反复呼吸道感染64例，发作期服防感散1号方（防风、桔梗、甘草、杏仁等），间歇期服防感散2号方（防风、炙甘草、黄芪、党参等），对照组32例，西医常规治疗。治疗结果：治疗组治愈55例（85.94%），有效7例（10.94%），无效2例（3.13%），总有效率96.88%；对照组治愈9例（28.13%），有效15例（46.88%），无效8例（25%），总有效率75%；2组治愈率及总有效率均有非常显著性差异（P＜0.01）。该研究表明，中药防感散治疗小儿反复呼吸道感染，增强了免疫防护机制，减少了感染机会，能防治小儿反复呼吸道感染，提高小儿免疫功能，且疗效高，副作用小，是远期疗效好的方药。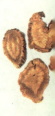

（7）治疗过敏性鼻炎　防风与其他药物配伍，用于治疗过敏性鼻炎，疗效甚好。治疗过敏性鼻炎60例，显效47例，有效9例，无效2例，总有效率93.3%。周绍庄[67]用再造散（黄芪、人参、桂枝、防风、甘草等）随症加减治疗过敏性鼻炎70例，显效32例，有效36例，无效2例。

防风在临床上应用甚广，多以配伍应用，应用九味羌活汤（防风、羌活等）治疗高原反应性疾病，疗效甚好。另外，防风还可以用于治疗中风、高血压等疾病。

参考文献

［1］Kobayashi H，Deyama T，Komatsu J，et al. Studies on the constituents of Tohsuke-Bohfuu（Ledebouriella Radix）（I）［J］. Shoyakugaku Zasshi，1983，37（3）：276-280.

［2］果德安，刘治安. 中药防风化学成分的研究［J］. Journal of Chinese Pharmaceutical Sciences，1992，1（2）：81-83.

［3］金光洙，李景道. 防风化学成分的研究［J］. 中国中药杂志，1992，35（1）：1569-1572.

［4］Wang C N，Youngji S，Yuehhsiung K，et al. Inducible nitric oxide synthase inhibitors from Saposhnikovia divaricata and Panax quinquefolium.［J］. Planta Medica，2000，66（7）：644-647.

［5］Okuyama E，Hasegawa T，Matsushita T，et al. Analgesic components of saposhnikovia root（Saposhnikovia divaricata）［J］. Chemical & Pharmaceutical Bulletin，2001，49（2）：154-160.

［6］肖永庆，李丽，杨滨等. 防风化学成分研究. 中国中药杂志，2001，26（2）：117-118.

［7］姜艳艳，刘斌，石任兵，等. 防风化学成分的分离与结构鉴定［J］. 药学学报，2007，42（5）：505-510.

［8］王成章，张崇禧. 防风国内外研究进展［J］. 人参研究，2008，20（1）：35-41.

［9］周漩，郭晓玲，冯毅凡. 防风超临界CO_2萃取物化学成分的研究［J］. 中草药，2002，33（9）：787-788.

［10］丁安荣，王奇志，李淑莉等. 关防风化学成分的研究［J］. 中草药，1987，18（6）：7-9.

［11］王建华，楼之岑. 防风挥发油的化学成分研究［J］. 药学通报，1987，22（6）：335-338.

［12］吉力，徐值灵，潘炯光. 防风挥发油的GC-MS分析［J］. 天然产物研究与开发，1995，12（4）：5-8.

［13］王建华，李硕，楼之岑. 防风果实中挥发油成分的研究［J］. 中国药学杂志，1991，26（8）：465-467.

［14］Shimizu N，Tomoda M，Gonda R，et al. The major pectic arabinogalatan having activity on the reticuloedothelial system from the roots and rhizomes of *Saposhnikovia divaricata*［J］. Chemical & Pharmaceutical Bulletin，1989，37（5）：1329-1332.

［15］Shimizu N，Tomoda M，Gonda R，*et al*. An acidic polysaccharide having activity on the reticuloendothelial system from the roots and rhizomes of *Saposhnikovia divaricata*［J］. Chemical & Pharmaceutical Bulletin，1989，37（11）：3054-3057.

［16］李江，陆蕴如，张桂燕，防风多糖的研究［J］. 中草药，1999，30（9）：652-653.

［17］王建华. 不同地区防风的无机元素分析［J］. 中国中医药信息杂志，2000，7（3）：32-33.

［18］姚仲青，李文林，周俊，等. 防风提取工艺的研究［J］. 中国中医药科技，2007，14（6）：431-432.

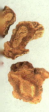

［19］姜超. 防风中有效成分的提取及对实验性肝损伤保护作用的研究［D］. 长春：吉林农业大学，2013.

［20］王士杰，罗超，韩凤波，等. 防风总色原酮的超声提取工艺及抗氧化作用研究［J］. 黑龙江农业科学，2015（6）：101-105.

［21］杨景明，姜华，王紫玮，等. 防风多糖的提取分离与含量测定方法研究［J］. 吉林中医药，2016，36（5）：513-516.

［22］戴晶晶，张静，王艳丽，等. 超声提取防风多糖的抗氧化活性研究［C］// 全国功率超声学术会议. 2011.

［23］王松柏. 防风多糖的分离纯化及结构分析［D］. 太原：山西大学，2006.

［24］钟才宁，陈永辉，杨再波，等. 防风挥发油的提取工艺及抗氧化活性研究［J］. 安徽农业科学，2008，36（16）：6795-6796.

［25］王建华，崔景荣，朱燕，等. 防风及其地区习用品解热镇痛作用的比较研究［J］. 中华中医药杂志，1989（1）：20-22.

［26］陈古荣，杨士琰，明德珍，等. 引种防风与东北防风药理作用的比较研究［J］. 中药材，1985，1（1）：14-15.

［27］王风仁，徐秋萍，李璞，等. 引种防风和野生防风水提物解热镇痛及抗惊厥作用的比较研究［J］. 中国中西医结合杂志，1991（12）：730-732.

［28］王长林，王秀君，浦仕飞. 荆芥与防风的药理作用试验研究［J］. 郑州牧业工程高等专科学校学报，2009，29（1）：6-8.

［29］唐荣江，阚照华，徐诚愈. 防风的药理实验研究［J］. 中药通报，1988，13（6）：45.

［30］江苏新医学院. 中药大辞典（下册）［M］. 上海：上海人民出版社，2008：2409.

［31］高咏莉. 生药防风的化学成分与药理作用研究进展［J］. 山西医科大学学报，2004，35（2）：216-218.

［32］薛宝云，李文，李丽，等. 防风色原酮苷类成分的药理活性研究［J］. 中国中药杂志，2000,25（5）：297.

［33］黎建斌，刘丽萍，丘振文. 生防风挥发油抗炎止血作用的药理研究［J］. 新中医，2007，39（8）：105-106.

［34］杨波，曹玲，王喜军. 防风CO_2超临界萃取物的药效学研究［J］. 中医药学报，2006，34（1）：14-15.

［35］李文，李丽，是元艳，等. 防风有效部位的药理作用研究［J］. 中国实验方剂学杂志，2006，12（6）：29-31.

［36］吴贤波，金沈锐，李世明，等. 防风醇提物对肥大细胞PAR-2及相关细胞因子的影响［J］. 中国实验方剂学杂志，2016（5）：123-126.

［37］Kong X，Liu C，Zhang C，et al. The suppressive effects of Saposhnikovia divaricata（Fangfeng）chromone extract on rheumatoid arthritis via inhibition of nuclear factor-κB and mitogen activated

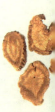

proteinkinases activation on collagen−induced arthritis model［J］. Journal of Ethnopharmacology，2013，148（3）：842−50.

［38］戴锦娜. 防风药效物质基础和相关成分药代动力学研究［D］. 沈阳：沈阳药科大学，2009.

［39］姜华，胡立立，王紫玮，等. 静脉给药防风色原酮单体药理活性对比研究［J］. 时珍国医国药，2016（7）：1575−1577.

［40］李莉，周勇. 防风多糖增强巨噬细胞抗肿瘤作用的实验研究［J］. 北京中医药大学学报，1999，22（3）：38−40.

［41］魏玉娜，孙建辉，胡流芳，等. 防风提取物联合三氧化二砷对K562细胞增殖与凋亡的影响［J］. 国际中医中药杂志，2015（6）：524−528.

［42］Tai J，Cheung S. Anti−proliferative and antioxidant activities of Saposhnikovia divaricata［J］. Oncology Reports，2007，18（1）：227−234.

［43］Yang X W. Intestinal permeability of the constituents from the roots of Saposhnikovia divaricata in the human Caco−2 cell monolayer model［J］. Planta medica，2011，77（13）：1531−1535.

［44］周勇，马学清，严宣佐，等. 防风多糖JBO−6体内对小鼠兔疫功能的影响及抗肿瘤作用［J］. 北京中医药大学学报，1996，19（4）：25−27.

［45］李江，陈蕴如，张桂燕. 防风多糖的研究［J］. 中草药，1999，30（9）：652.

［46］刘华，田嘉铭，孙黎，等. 正常小鼠巨噬细胞及外周血淋巴细胞亚群对防风多糖干预的反应［J］. 中国组织工程研究与临床康复，2008，12（18）：3475−3478.

［47］顾波. 防风的药理作用及临床应用［J］. 首都医药，2010，10（22）：45−46.

［48］王凯娟，秦吉峰，郤园林. 中草药抑菌作用的实验研究［J］. 中华临床医药杂志，2001，2（3）：34.

［49］于斐，贾秋桦. 防风水煎剂对肺炎克雷伯菌和大肠埃希菌生长的影响［J］. 山东医学高等专科学校学报，2011，33（5）：337−338.

［50］李翔，王丽，时克，等. 中药防风对临床常见细菌抑制作用的实验研究［J］. 微量元素与健康研究，2014，31（1）：7.

［51］吴祯久. 防风的抗凝作用实验研究［J］. 延边医学院学报，1994，17（1）：16.

［52］朱惠京，张红英，姜美子，等. 防风正丁醇萃取物对家兔血小板黏附功能及实验性血栓形成的影响［J］. 中国中医药科技，2004，11（1）：37−38.

［53］高英，李卫民，荣向路，等. 防风超临界提取物的止血作用［J］. 中草药，2005，36（2）：254−256.

［54］刘振清，魏睦新. 防风对大鼠结肠平滑肌收缩的抑制作用及其机制［J］. 世界华人消化杂志，2008，16（26）：2946.

［55］刘振清，魏睦新. 中药防风抑制小鼠胃肠运动的实验观察［J］. 中国中西医结合消化杂志，2008，16（5）：305.

［56］刘振清，魏睦新. 防风对大鼠和小鼠胃肠运动的抑制作用及机制研究［J］. 现代中西医结合杂志，2011，20（15）：1840.

［57］高咏莉. 生药防风的化学成分与药理作用研究进展［J］. 山西医科大学学报，2004，35（2）：216-218.

［58］张宝娣，万山红. 防风的化学成分与药理研究近况［J］. 中医药信息，2003，20（4）：23-23.

［59］王建华，楼之岑. 中药防风的研究概况［J］. 中国药学杂志，1992，27（6）：323-327.

［60］王士杰，罗超，韩凤波，等. 防风总色原酮的超声提取工艺及抗氧化作用研究［J］. 黑龙江农业科学，2015（6）：101-105.

［61］姜超. 防风中有效成分的提取及对实验性肝损伤保护作用的研究［D］. 长春：吉林农业大学，2013.

［62］李文慧，贯春雨，张玉柱. 防风经济价值及栽培技术［J］. 防护林科技，2016（8）：126-127.

［63］姜开运，梁茂新. 防风潜在功用的发掘与利用［J］. 中华中医药杂志，2016，31（2）：376-379.

［64］王晓东，胡怀龙. 防风归芎汤治脑震荡66例［J］. 江西中医药，2000，31（2）：60.

［65］饶军福. 防风汤加味治面神经炎23例［J］. 江西中医药，1998，29（3）：32.

［66］冯步珍，夏俊杰. 防感散治疗小儿反复呼吸道感染的临床观察［J］. 吉林中医药，2002，22（1）：28-29.

［67］周绍庄. 再造散治疗过敏性鼻炎70例［J］. 湖南中医杂志，1999（3）：61-62.

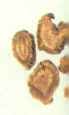